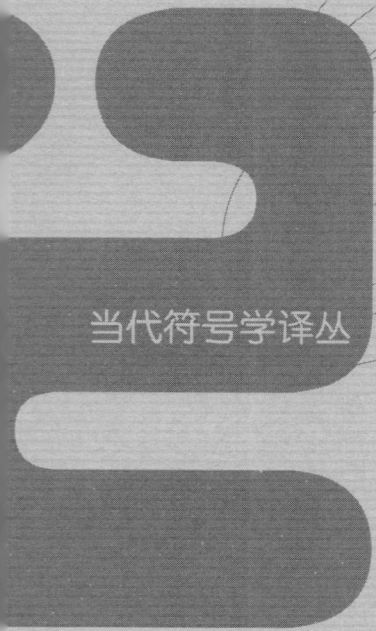

当代符号学译丛

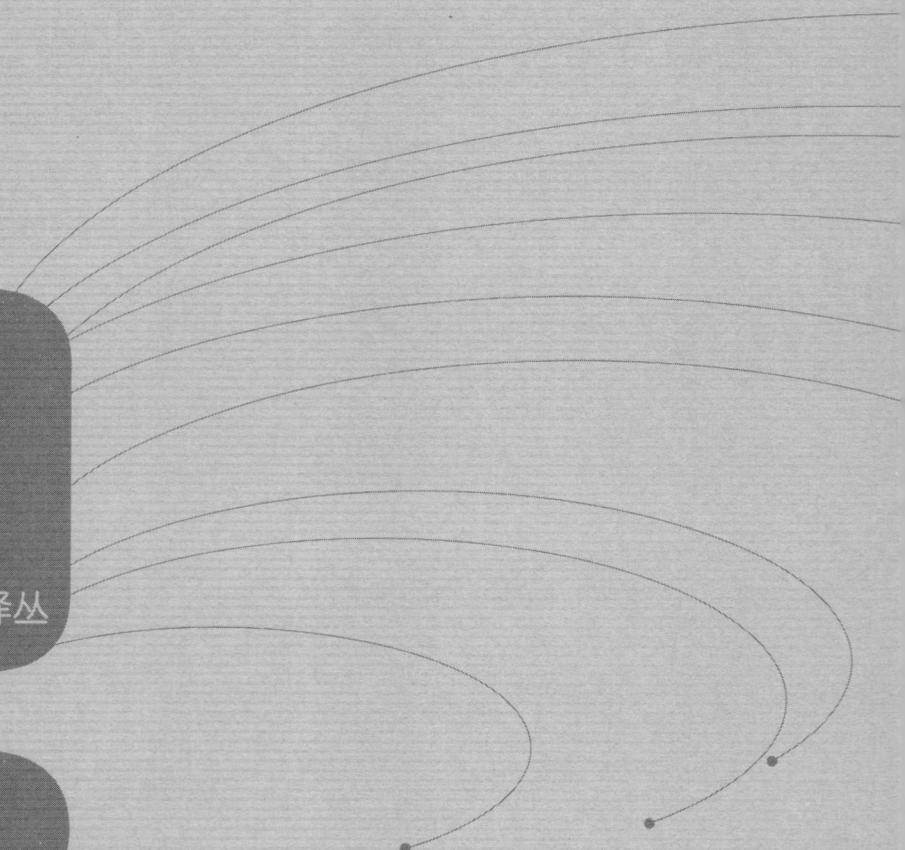

Library of Semiotics Today

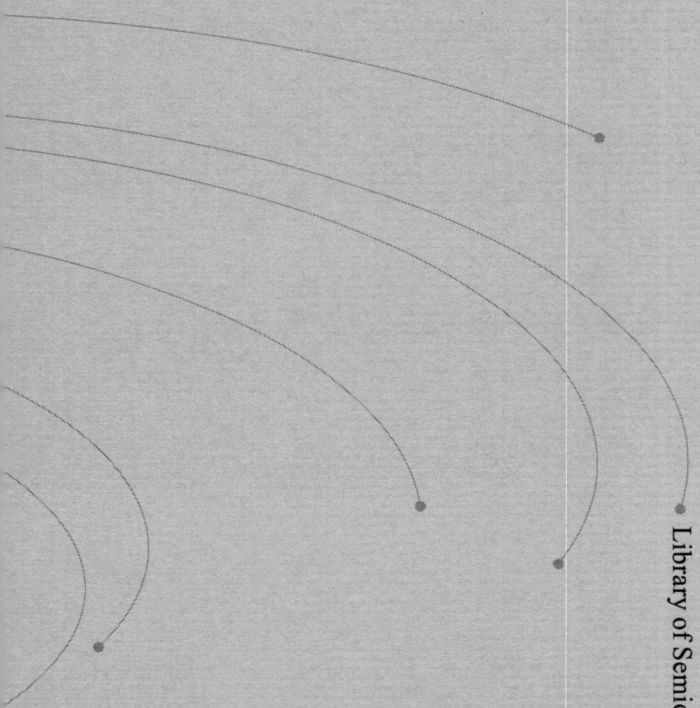

当代符号学译丛

Library of Semiotics Today

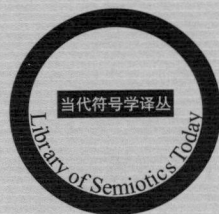

当代符号学译丛　主编：赵毅衡

酷：青春期的符号和意义

〔加拿大〕马塞尔·达内西　著
Marcel Danesi
孟登迎　王行坤　译

四川出版集团
四川教育出版社
·成都·

四川省版权局著作权合同登记号：图进字 21-2009-35 号

© University of Toronto Press 1994.

Original edition published by University of Toronto Press, Toronto, Canada.

图书在版编目（CIP）数据

酷：青春期的符号和意义/(加) 达内西（Danesi, M.）著；孟登迎，王行坤译.
—成都：四川教育出版社，2011.6
Cool: The Signs and Meanings of Adolescence
（当代符号学译丛）
ISBN 978-7-5408-5226-9

Ⅰ.①酷… Ⅱ.①达… ②孟… ③王…
Ⅲ.①符号学–应用–青春期–研究 Ⅳ.①B089；R339.31

中国版本图书馆 CIP 数据核字（2011）第 051595 号

责任编辑 郑晓韵
封面设计 何一兵
版式设计 张 涛
责任校对 伍登富 余 蓉
责任印制 黄 萍
出版发行 四川出版集团 四川教育出版社
地　　址 成都市槐树街2号
邮政编码 610031
网　　址 www.chuanjiaoshe.com
印　刷 四川新华彩色印务有限公司
制　作 四川胜翔数码印务设计有限公司
版　次 2011 年 6 月第 1 版
印　次 2011 年 6 月第 1 次印刷
成品规格 168mm×240mm
印　张 8.75 插页 3
定　价 22.00 元

如发现印装质量问题，请与本社调换。电话：(028) 86259359
营销电话：(028) 86259477 邮购电话：(028) 86259694
编辑部电话：(028) 86259381

当代符号学译丛

总　序

赵毅衡

　　符号学不是一门新学科，却是近 20 年来发展最迅速的人文社会学科。其原因倒是在学院之外：整个人类文化正在我们眼前发生剧烈变化，我们都能感觉到一切在变，并给了它各种好好坏坏的称呼："信息经济"、"超级现实"、"平坦地球"、"精神分裂时代"、"泛审美化"、"奇观时代"、"消费时代"、"消闲时代"、"娱乐至死时代"、"历史终结"、"流动现代"、"软件现代"，不一而足。每个称呼都很有道理，都有道理就说明没有一个能解决问题。人类思维的习惯，是从现象纷纭背后寻找一种规律。偏偏在这个紧要的转变关头，我们苦于不理解这个时代，我们焦虑无法把握现象流，更无法窥看一眼可能的未来。

　　这就是当前符号学繁荣的背景：符号学就是意义学，意义的发生、传送、理解，是符号学的基础问题；文化的定义有几百种，我认为我 20 年前在《文学符号学》一书中提出的定义依然有用：文化是一个社会所有意义活动的总集合。因此，符号学既然研究意义，它的主要研究对象就是文化。

　　当前文化的一个总特点，就是符号活动出现了剧烈变化：数量上是符号淹没人类活动，品质上是符号杂出多元，价值上符号渐渐代替物质成为目的，社会上符号越来越成为权力杠杆。因此，对这个世界的理解的焦虑，或许只有强调符号学这个社会文化研究的"公分母"，才有可能解决。这就是我们策划这套译丛的动机：让我们看看全世界一些最杰出的头脑，是如何从符号学角度考虑当代文化诸问题的。

为什么要看译著？不是说中国人无法独立对付这个课题，中国是世界符号学最早的发源地之一：先秦名学（墨子名辩论、道家意言说、儒家正名说、名家学说）已经深入研究符号学诸课题；佛教哲学（尤其是因明论与唯识宗）对符号研究作出巨大贡献。进一步研究中国传统，将让全世界符号学界倾听。目前全世界各大学有几十个符号学研究中心，有 40 多份刊物/网刊。中国在符号学研究上，落后于传统文化大国，也落后于瑞典、芬兰、丹麦、意大利、西班牙、日本、印度等重视学术的欧亚国家。无论是为继承传统，还是为开发学术资源，中国没有理由落后。现在中国各大学纷纷开出符号学课程，本译丛或许能给老师和同学们打开一些思路。

然而，符号学面对的课题，是世界性的。这不是说符号学有"普世性"，而是说符号学研究本身就是跨越文化边界的，是高度比较的。格雷马斯曾经不无忧虑地建议，共通的表意模式，恐怕只能在比较"同质"的文化之间考虑。如果他看到今日全球青少年在打同一种电子游戏，玩类似的恋爱游戏，他做符号模式研究时，可能会放心得多。正是因为看到这样一个趋势，本译丛的编者译者同仁，才坚信这项工程有助于中国人理解世界、理解自身。

符号学—传媒学的理论涵盖面，超出了传统的"学术"研究范围。文学、艺术学、美学、哲学、音乐学、信息论、认知科学、教育学、社会学、心理学、文化研究、商品经济研究、市场研究、城市规划、设计研究、计算机研究、游戏机设计、生态学、旅游研究、动漫研究等等门类，均有学者在应用符号学。他们的贡献，必然会丰富符号学理论。所以本译丛有意挑选多样主题、多方向内容。

身处正在巨变的文化中，往往当局者迷。符号学能帮助我们跳出细节，跳到庐山外，看到云遮雾盖后面的底蕴。莫泊桑经常到埃菲尔铁塔里喝咖啡，他与 19 世纪大多数巴黎人一样，极端讨厌这个竖在眼前的铁家伙，但是在整个巴黎，只有到埃菲尔铁塔里才看不到埃菲尔铁塔。巴尔特分析说这个塔绝对无用，是个不需要理由的空的存在，然后才变成巴黎的意义所在。我们比他们更聪明：我们愿意在远眺埃菲尔铁塔的地方，手握一本符号学坐下来，瞅着这个人类愚蠢的产物，看它在眼前变幻成文明之美的象征。然后在咖啡热腾腾的雾气中，嫣然一笑：原来变化并不神秘，是我们的解读让世界变成意义无穷，符号化就是我们的生存秘诀，更是淹没人类未来的洪峰。

（附注：本译丛受四川大学 985 工程文化遗产与文化互动平台的支持。）

目　录

001 │ 中文版序言
001 │ 前　言

第一章　青少年期的历史

003 │ 青春期与青少年期
010 │ 杰罗姆·戴维·塞林格《麦田里的守望者》
012 │ 50年代
016 │ 60年代
019 │ 70年代和80年代
022 │ 后现代的青少年

第二章　酷态的出现

031 │ 意指渗透
034 │ 身体意象
040 │ 社会认知
041 │ 结群现象
049 │ 聚会

第三章　对酷态的剖析

052 | 面部表情

056 | 服饰符码

060 | 音乐偏好

063 | 吸烟

068 | 外出闲逛

第四章　青春期用语：青少年期的语言

071 | 青春期用语与俚语

073 | 各种特征

082 | 情境关注

085 | 言辞对决

090 | 跨文化比较

第五章　青少年的未来

094 | 青少年与媒体

098 | 高中

099 | 关于童年期的神话

103 | 青少年期的新神话

108 | 后现代青少年的世界：《麦田里的守望者》还是《发条橙》？

参考书目

译后小记

中文版序言

　　《酷：青春期的符号和意义》即将被译成汉语出版，本人深感荣幸，也深感意义重大，因为它预示着全球对青年文化的总体研究出现了一种转向。事实上，青年文化（youth culture）这一现象已不再仅限于西方世界，它已经成为一种全球性现象。能将我早期关于青年文化的起源、演变和影响的思考译成中文，实在是一件令人感到兴奋的事情。

　　我写这本书的初衷，旨在提供一种研究青年文化现象的符号学框架及其对于当代社会的整体意义。青年文化这一术语指青年人将他们自身从他们通过符号体系（symbolism）、语言、服饰和音乐所感受到的成人文化当中分离出来的种种方式。这个名词出现于 20 世纪 50 年代的美国，它确认了如下一种事实：一种基于年龄而形成的新的美国文化样态在那时已经成为一种社会现实。美国小说家杰罗姆·戴维·塞林格在他 1951 年发表的小说《麦田里的守望者》当中，形象地描绘了这一现象（这种现象初期是以杂志形式呈现的）。塞林格第一次真实地描绘出了新兴的青少年（teenage）人物的心理肖像，这一形象旋即出现在各种各样的媒体（杂志、歌曲、电视节目、电影等等）当中，并备受推崇。

　　20 世纪 50 年代以前，所有到了青春期年龄段的人均被认为会接受与主流成年文化相关的生活模式。随着战后物资的丰裕以及随后迸发的婴儿潮，青年人拥有了相当可观的购买力，这推动他们获得了一种空前的地位——可以广泛地改造时尚、音乐和生活方式的趋向。到20世纪50年代末期，一种成熟的青年文化已经成为现实。从那时起，西方社会的青年就已经在社会的总体演变中扮演起关键性的角色。文化史家现在之所以喜欢用各种基于青年（youth-based）的术语——诸如嬉皮时代、迪斯科时代、朋克时代、嬉哈时代等等——来描述时代特征，原因就在这里。

自本书出版以来，青年文化通过卫星电视技术和互联网传播（因为全球的青年人将一同上网），已经变得越来越全球化了。正因如此，现在许多文化史家在讨论一种包含着诸多"国家青年文化"的"全球青年文化"。如果我们更深入地去考察互联网时代就会发现，青年文化、社会变革与全球经济之间的协同由于以下两种可以预见的原因，正呈现出一种新的特征。首先，青年文化用以展现自身的传媒平台正在移离广播、电视和电影等传统媒介，且变得越来越虚拟化。究竟是这种新传媒将会被青年所改造，还是青年文化自身将被这种新传媒所改造？这一问题目前尚待观察。其次，青年文化的社会结构将不再是一种同质的西方青年文化结构，在多种文化和多种语言并存的社会中，具有多样种族特性和背景的青年人在数字通讯的地球村里正扮演着日益重要的角色。依照世界文化中这两种正在出现的力量，许多关注和针对青年人的方案必须接受重新评估。

我在此要向我的所有中文读者表示诚挚的谢意，感谢你们与我的对话，感谢你们与我讨论那些我认为对于理解当代极其重要的事情。

马塞尔·达内西

2010 年 10 月

于多伦多大学

前　言

　　十多年前 10 月初的一个和暖的秋日，我正在我女儿上学的学校门外耐心等候，准备开车接她回家。我清晰地记得当时她的两位女同学之间的一场生动活泼的谈话引起了我的注意。这两个女孩不断地提到一个词——"酷（cool）"。依我看来，这个词几乎在她们整个的谈话中占据着战略性的地位（"他很酷！斯特凡妮也酷极了！"等等）。作为一个符号学家和语言学家，我对这种谈话方式非常感兴趣。于是，我走到其中一位女生跟前，有点唐突地问："打扰一下，如果你不介意，能不能告诉我扮酷（being cool）是什么意思呀？"我女儿的朋友坦率地回答我："你晓得，这，嗯，酷就是扮酷啦！"她的回答正好激发了我的强烈探究欲：想研究和证明这个词对当今青少年究竟意味着什么。的确，随后不久，我就几乎痴迷于对当代青少年的行为特征和酷态（coolness）显现的研究了。

　　那个 13 岁大的孩子对酷态的解释，同时也概括和显示了青少年是如何思考和行事的。作为父母，我与妻子一同经受了我们唯一的子女在成长期所经历的苦恼和阵痛。我在青少年身上发现的那些普遍现象，既让我感到好奇又让我感到忧虑。我很早就在自己的研究中发现，天下并不是只有我和我妻子天天在苦受那一次次发作的恼怒情绪的折磨。在整个现代社会场景当中，随处可见那些焦躁、冷漠、忧郁而笨拙的青年——他们听着喧哗刺耳的音乐（我是说，当他们不打电话的时候！），执意留起他们的头发，在行动上完全模仿那些与他们整天黏在一块的朋友（似乎谁离了谁就活不下去了），以及那些常常把自己的双亲搞得气血沸腾的青年。当我对自己所搜集的有关青少年语言（Danesi，1988，1989a）、吸烟时尚（Danesi，1993）和其他代表性行为的材料进行筛选的时候，我对深入挖掘青少年思想状态（forma mentis）的兴趣与日俱增。现在，我已经意识到，青年并不是一直都是这样子的，青少年期（teenagerhood）实际上只是西方社会在最近这 40 多年间才建构起来的一个概念。

　　显然，我并不是说这些惹人烦的、不听话的青年人是被我们这个时代所创造出来的。实际上，古希腊著名历史学家希罗多德就曾讲述了 3700 年前的一封苏美尔人的书信，从中我们可以看到一种类似于青春期的情景。这封信（以楔形文字雕刻在石板上且为一名父亲所写）描述了一位备受其父溺爱的男孩免于田间劳动的事情。由于他放学以后几乎无所事事，这个闲散的苏美尔少年就满大街游荡，徘徊于公共广场，到处找乐子，以一种傲慢的方式应答他的父亲，对自己的前途漠不关心，看不出有一丁点儿想继承父业的打算。历史学家数千年前所描述的这个令人厌烦、反叛的少年形象，戏剧性地弥合了时间的隔阂，就好像发生在我们的时代——他简直离我们太近了。

　　但是，今天的青少年肯定与古代的青少年不同。这是因为他或她已经在一种允许和鼓励保持及演变的文化环境当中获得了一种新的社会角色。摇滚乐和各类传媒（杂志、电影等等）勾画并维持着当代青少年的时尚、举止和心态。苏美尔少年以及所有过去时代的青年人，完全不是生活在现在这样一个可以让这种社会角色（人格）在青春期几乎必然要呈现出来的社会秩序当中，而且这种角色是如此容易地被认出来、如此的酷！

　　人类学家发现，在那些结婚与青春期的到来相对同步的文化当中，根本不会出现以上我们提到的我们这个时代的青少年所表现出的这些行为。实际上，我们是通过实行义务教育并因此通过拖延"交配期"而让这些行为产生了出来。如果没有高中环境的持续支撑，那么我们今天所知的青少年期的概念将会消失。高中有其自身的小圈子、舞会、聚会以及其他的交友（gregarious）行为，它提供了一种独特的社会领域，后者启动了青少年角色的形成过程。

在孩子成长发育的时间表上所出现的某种行为特征（如表情、说话风格、服饰符码、音乐偏好等等），就是他们进入转折期的确切标志。青春期在身体特征上呈现出的剧烈变化，与伴随这些变化而来的情感上的变化，都是痛苦而难忘的。青少年开始格外地关注他们的外表，以为所有的人都始终在注视他们。正由于此，他们经常会以防御性的口吻谈论他人的行为举止和表现方式。语言、服饰、音乐品味以及其他的象征符码成了他们与同龄人相认同的具体形式。事实上，青少年期被植入到一个社会心理时间段当中，这个时间段会将青春期在生理上和情感上出现的各种变化导入到那些受同龄人塑造的和受同龄人认可的符号行为模式当中。这些符号行为模式随后通过传媒，在我们的文化中被强化了。青少年似乎在不断地追随那些由好莱坞和电视网络有意识改编而成的、显现他们青春期特征的生活时尚模式。

当青少年离开高中的环境，他们表现出一种失落的、同时又有点解脱的情绪，这两种情绪相互矛盾地联结在一起。似乎没有人会忘记自己青少年阶段那些强烈的情感体验。但是，令人惊奇的是，没有人会后悔自己是从青少年阶段成长起来的。的确，青少年期可能是现代工业化文化环境中的个体一生当中情感最强烈、最艰难的时期，因此当青少年期终于结束的时候，所有的人（青少年、父母及相关教师）肯定会有松一口气的感觉。

本书将展现我本人对现代青春期的符号表征及意义的综合研究，以及我对我们时代"青少年文化"所包含的意义和含义的阐释。它包括对青少年的符号学描绘，以及对那些促成我们文化中的青少年角色具体形态（crystallization）形成的因素的分析。符号学是一种研究人类思想和行为的符号表征及意义的科学探究方法。符号是我们用来创造从词语到社会制度等各种人工制品的"物质"。青少年期被置于它自己特有的一套符号和意义系统当中。

本书第一章勾画了青少年期的历史。我想在此证明青春期和青少年期是有区别的。前者指人在心理生物学方面引人注目的一个成长和发育的阶段，而后者是指在工业化文化当中伴随这一成长阶段出现的一种由社会因素诱导产生的心态。第二章和第三章要集中讨论青少年期的行为特征——酷态：第二章对这一概念进行界定并讨论其在青春萌动期前后的出现；第三章是对与酷态概念相关的行为的剖析。第四章则旨在对青少年的口头语言进行符号学关注，这种语言通常被人们称为俚语，但我更倾向于将其命名为"青春期用语（pubilect①）"。最后，我将在第五章提供我本人对青少年期的生成原因、进化过程和未来走向等问题的观察和思考。

写一本研究青少年期的著作的想法，实际上是接受了几位记者的建议——他们听过我介绍自己研究成果的一些公开演讲。他们显然认为我的发现和观点对父母亲、教师和公众有重要参考价值。实际上，我希望这本书能被所有关注青少年行为的人阅读，或者能被那些正在经受青少年期儿子或女儿折磨的父母阅读。因此，这本书不只是为了给符号学家，而且还想给父母亲、教师和青少年提供一部关于社会的符号过程的特殊文献记录。希望我在后面对青少年行为的描述，会帮助他们冲破他们通过自己所处的社会环境所获得的符号象征体系，从而可以更好地理解他们自己的真实状态。因此，我试图避免使用技术性的专业用语或者那些我已经界定的与符号学相关的专门术语。

我要在此感谢莎伦·莱文索恩，是她在 1989 年的《妇女天地》杂志报道了我的研究。还要感谢琳达·巴纳德，她在 1991 年 1 月 26 日的《多伦多太阳报》上也对我的这项研究进行了报道。我当然也要感谢所有研究助手和合作者，他们多年来一直在帮我收集资料。这里特别要提到卢卡·巴拉里尼、安东尼·迪申扎、斯特凡妮·贡诺斯、克里斯·德·索萨和艾伦·戈登。尤其要感谢劳伦森大学的保罗·科利利、普渡大学的弗洛伊德·梅里尔以及多伦多大学的亨利·朔格特，他们阅读了此书的手稿并提出了建议，让我受益良多。我要感谢多伦多大学出版社的罗恩·舍费尔博士，是他鼓励我以著作的形式写出我的想法，并且容忍我在完成手稿的过程中的多次延误。我也想感谢多伦多大学出版社的卡伦·希尔斯马女士，是她完成了此书手稿的编辑工作。她的建议帮助我对原稿进行了很多改进。还要感谢弗朗西

---

① 由 puberty＋dialect 构成，指青少年时期的特殊用语。

丝·科尔托夫斯基在本书出版过程中所表现出的耐心和坚持。我最应该感激的是我的夫人露西和女儿达妮拉。我妻子与我共同经历了青少年期在达妮拉身上出现的痛苦，而她今天已经成了一种探究自然和 20 世纪社会符号学现象之表现形式的思想源泉，是她们启发我去写作与之相关的一切东西。

　　谨以此书献给我已故的叔父普利莫·达内西。他让我从小领悟到，人的灵魂自身会不断显现在那些善良和高尚的行为当中。

马塞尔·达内西

第一章　青少年期的历史

　　20 世纪 50 年代的青少年，在迅猛发展的消费经济当中，在全国日渐一致的公共学校教育当中，在处处迎合他们习性的国内媒体当中，被赋予了特殊的角色位置。他们通过这种被赋予的角色位置，以特殊的社交和社会化方式一同经历了诸多相同的事情。

多尔蒂（Doherty，1988：46）

　　尽管青少年看起来似乎从古至今就到处存在，但实际上，正如多尔蒂所观察到的，他们其实是不断增强的消费主义和对信息和娱乐媒体日益依赖的直接产物——这些信息和娱乐媒体兴起于 20 世纪 50 年代，一直不断地改变着西方社会的发展方向。的确，人类最早期的文明依据生理和社会标志范畴对年轻人和老年人确实进行过区分。但是，将青春期阶段当做心理学家专门研究的一个特殊时期这种想法，到 1904 年才得以形成。在这一年，斯坦利·霍尔建议他的同事应该更多地去关注那些标志着如下发展阶段——从青春期萌动开始到成年期形成结束——的诸多心理特征。

　　直到二战结束，青年（youths）和青年成人（youth adults）才被看做是有区别意义的社会角色（personae），并属于一种新的、离散型的亚文化群体（discrete subculture）。这里需要对社会角色这个概念做一些解释。在古希腊时期，它是指舞台上的演员脸上所戴的面具。因此，这个词之后就有了"戴面具者的角色（characters）"这一层意义。这层意义现在还保留在出场人物表或演员表（cast of characters）（字面意思是戏剧中的人员）这类戏剧术语当中。最终，这个词有了现在的这种指意（designation）。英语单词 person 典型地体现了它的意义，即：每个人都应被看做是一个独特的存在实体（entity）。精神分析学家卡尔·荣格（Carl Jung，1921）恢复了古希腊词 persona 的原意，用以指个人"展现给世界的面部表情"；也就是说，指一个人为应对社会要求，让自己呈现为一系列的社会角色、态度和行为。本书就是在荣格所说的这种意义上来使用人格（persona）一词的。有趣的是，在我们今天的文化中，人格（personhood）这个词仍然与剧院这个词有意义上的关联。我们常常说人们"在生活中扮演角色"、"互动"、"显现他们的表情"、"充当适当的角色"，原因就在这里。

塞林格是第一位在小说中描写这种新型青少年角色的作家，他于1951年出版了那本至今仍十分流行且充满争议的小说《麦田里的守望者》。这个在文化层面建构的"甜蜜16岁青少年（sweet sixteener）"形象，很快就被各种书籍、杂志、歌曲、电视节目和电影奉为偶像了。20世纪50年代中后期出现的那些以"16岁的烛光"、"甜蜜16岁生日快乐"为内容的歌曲，都证明了一种带有新识别特征的社会人格景象的到来。到50年代末，16岁的生日聚会一般被认为预示着青少年时期的结束。正是在北美社会历史的这个转折时期，青少年这一概念在主流文化当中得以广泛流行，从语词上证明了一种新的社会学现实的确已经成形。16岁这个分界线，在广受嬉皮士影响的60年代和70年代早期被延长了几年，甚至包括整个高中时期。直到今天，很多在高中阶段形成的青少年行为习惯一直伴随着人们的青少年时代。可以说，诸多"末端青春期"个案，似乎在出现时都带有一种遍及我们社会的、令人担心的规律性！

各种成人机构（市场、媒体等）已经精心培育并有力地强化了青少年阶段的扩展。现代青少年被赋予的社会权力一直是由成人世界带给他们的。如果我们有时担心由此带来的后果，我们确实只能怪我们自己。当今经济结构的存续，在很大程度上依赖于将青少年期作为一种社会实体而进行的保护。如果不这样，与学校教育、音乐和电影工业、服装生意以及快餐业巨头——这个名单还可以列出很多——相关的大量工作岗位都将会消失。

在这一章，我将根据我所预想的情况深入追溯青少年期的生成原因和历史。我将从区分青春期和青少年期这两个概念开始来展开我的论述。如上所述，我认为能体现现代青少年特征的第一个文学典型是霍尔顿·考尔菲尔德，也就是塞林格《麦田里的守望者》中的主人公。在对这个早期的原型进行简短的考察之后，我要对青少年期从 20世纪 50 年代至今的演变过程进行历史扫描。尽管霍尔顿·考尔菲尔德这个原型目前在许多符号学细节方面还在使用，但事实上它历经了一系列剧烈的变化。

青春期与青少年期

如上所述，青少年这一概念以及这个术语所隐含的各种意义，是在相当近的时代里才被建构起来的。自然界将人的生命延续历程划分为三个生物学阶段：前生殖期、生殖期和后生殖期。当然，第一个最重要的生物学分界线是生理青春期，即个体在生理机能上能够生育的时期。除此以外其他对人类生命延续历程的划分都含有社会因素。诸如童年期、青春期、成年期之类的范畴和概念，都反映了文化用以组织和表述那个原本延续的生物学形态——人类的生命期限——的种种方式。

分清楚青春期与青少年期这两个概念是非常必要的。青春期指那些体现所有灵长类动物在生理青春期的特征的社会心理行为。就像青春期这个词的词源学意义（来自于拉丁语 *adolescere*，意思是"成长"）所暗示的，它表示由生育能力萌发所启动的种种行为。青少年的一个同义词是年轻的成年人，而青少年期则指的是现代消费文化强加于人类生命期限当中的社会建构范畴。在本书中，青春期与青少年期这两个词有时候可以互换使用，但前者一般更关注年轻人的社会符号学特征，后者则更侧重于他们的社会心理特征。就像海伦·费希

（1992：232）所说的那样，我给青少年期指定的是"一种我们人类动物区别于我们的'亲戚'——类人猿——的特征"。顺便提一下，英文青少年（teenager）这个单词首见于 1943 年至 1945 年的《期刊文献读者指南》（Rice，1990：79）。

adolescens 这个拉丁语词的使用可远溯至中世纪，指所有开始独立工作的男孩，与年龄大小无关（Shahar，1992：27）。在当时，这个词语完全没有现在的社会心理含义。在中世纪的欧洲，衡量一个人是否属于青少年的依据完全是看他经济上是否独立。而且，青春期被看做是生理成熟的早期阶段，而不是过渡阶段，它甚至会持续到一个人的 20 到 30 岁。

正如上面指出过的，将青春期作为社会人类学家研究的一个特殊阶段的思想，是由斯坦利·霍尔在 1904 年提出的。霍尔提出了一种被称为复演论（recapitulation theory）的青春期理论，该理论假定个人从童年期到成年期的发展过程，必然内在于人类社会生物进化进程的重现当中。在霍尔看来，婴儿重现了动物阶段，青少年则重现了蛮荒阶段，还有诸如此类的论点。显然霍尔认为，人类的社会生物进化史已经成为人类个体遗传结构（genetic makeup）的一部分。他还把青春期视为一个情感上狂飙突进（*Strum und Drung*）的阶段，后者与歌德在 1774 年发表的小说《少年维特之烦恼》中赋予这个术语的经典意义一脉相承。

霍尔的社会生物学视角似乎并不像看起来那样有点牵强。研究孩子们的语言能力、认知能力、个性和举止风度是如何形成的，按理说，可以成为我们深入观察人类自然本性的起源和进化的重要途径。早在 19 世纪的达尔文时期，这种假设就被奉为生物学定律——胚胎重演律（ontogeny recapitulates phylogeny），即个体发育史重现种族发展史。如米尔纳（1990：44）所称，在 19 世纪，这一定律"被当做进化论的一大证据"。而在 20 世纪的大部分时间里，它在很大程度上已经被抛弃了，而且也被证明在某些具体的方面是站不住脚的。直到史蒂芬·杰·古尔德于 1977 年发表了《个体发育与种族发展》（*Ontogeny and Phylogeny*）一书，才又重新唤起了人们对这一理论的广泛兴趣。但事实上，甚至在达尔文主义出现之前，伟大的哲学家詹巴蒂斯塔·维科（1688—1744）就已经在他1725年的手稿《新科学》中提到：种族演化的图景会以时序压缩的方式重现于儿童的心智、社交和语言的发展过程当中。

当霍尔正在规划他具有开创意义的青春期理论之时，人们同时也发现这种理论已经散见于精神分析学鼻祖弗洛伊德（1856—1939）的著作当中。这些著作是弗洛伊德对青年成人的个案研究，他认为这些青年成人受到了他们早期童年经验的巨大影响。深受弗洛伊德对青少年的分析所影响的精神分析学家埃里克·埃里克森，自20世纪中期就成了研究青春期社会心理特征的领军人物。他指出，人类在青春期一般都要经历一个最终通向对自我价值——或者对他所谓的自我认同（ego identity）——有所感知的阶段。虽然这在很大程度上是一种本能的生物趋势，但埃里克森认为，这个发展过程的具体形态是由哺育个体成长的那种文化所赋予的。因此，青少年就被认为是通过"角色扩散（role diffusion）"（例如通过认同某位"英雄"或"首领"的方式）来寻找自我认同（同一性），不过，有时这种寻找会走向自相矛盾的境地——失去他或她自身正在形成的同一性。

另一位著名的瑞士心理学家让·皮亚杰（1896—1980），以其对人类心理成长与发展的研究甚至在学术界之外也广为人知。皮亚杰关于认知功能发展过程的研究，主要讨论这个过程是如何形成的（Piaget，1969；Piaget and Inhelder，1969）。这项研究展示了身心的联结（mind-body vinculum）是如何支配个性的成长发育的。皮亚杰假定的三个发展阶段——感觉动作（sensory-motor）期、具体运思（concrete operations）期和形式逻辑思维（formal logical thinking）期——已经被广泛接受，并被当做认知和个性发展必经的基本的生物学里程碑。皮亚杰揭示了一个这样的阶段：人类从感觉和具体运思阶段发展到反思和抽象的阶段。根据皮亚杰的观察，人在两岁左右，开始获得一些源自心理图像的象征能力。随着这些能力的增强，它们为孩子进行更加抽象的思考提供了准备。在与周围环境当中那些事件发生直接关联的时候，孩子对外界的认知就会产生。自我认知则随后产生。就此处要论述的目标来说，我们非常需要指出的是：依据皮亚杰的理论，发展的高级阶段是从青春期早期开始的，人在此时具有了理解抽象象征体系的能力，使少男少女们很容易受到社会符号化领域和具有社会敏感性的符号—形象塑造领域的影响。

对皮亚杰的理论持批评态度的人，注意到这一理论当中存在某种决定论，并且由于过分强调认知过程而牺牲了情感。在我看来，由于维戈茨基（1961，1984）和布鲁纳（1986，1990）的著作将感情和社会的维度与认知成长结合了起来，正好可用来补充和平衡皮亚杰的心理学理论。维戈茨基（1896—1934）认为，那些从外部（物理的或社会的）行为走向内在认知结构和内部言语的发展阶段，会经由心理能力去建构外在现实的意象。他将言语定义为"意识的微观世界"，这尤其体现了他特有的观察角度。他认为语言是一种"象征模仿机制"，并且在孩童成长为青少年之后会成为主导的认知形式。

伟大的认知心理学家杰罗姆·布鲁纳已经阐述过，智力的建构始于动作行为（enactive）阶段，再历经图景（iconic）阶段，最终达到象征（symbolic）阶段。身体行为、想象和抽象思维是按时间顺序前后相连的几个阶段——每个孩子都通过这些阶段走向通往成熟思考的道路。例如孩子一开始是使用不涉及言语的象征物（行动、游戏、涂鸦、绘画、音乐等），之后是利用富有想象力的建构（叙述、寓言、戏剧等），最后利用口头表达和创造性写作，由此形成抽象思维。

这又得回到与此相关的维科了。作为哲学家，他在人类科学方面做了许多工作。正如罗伯特·迪·皮德罗（1973：411）在20年前所说的那样，在维科看来，只有通过对语言的研究才能解释文化和人类的发展，"（维科）感到，人类语言所体现出的社会变化与人类走向成熟之路的阶段是相似的。因此，我们可以概括出语言的特征：能够反映孩子对未知事物的害怕、青少年对英雄的崇拜以及成年人对推理能力的运用"。

尽管当代的精神分析学家和语言学家也许会对维科所提出的个体系统发育的诸阶段（phylogenetic ages）的准确性、对他看起来有点异想天开的词语词源学以及对他表达自己思想时明显的迂回色彩（roundaboutness）（Hall，1963）有一定的争议和怀疑，但是，在今天看来，人们对他关于人类个体发育体现种族进化阶段这一循环理论，几乎很少再有争议了。在维科看来，人类社会的发展过程是从未开化的蛮荒状态走向文明时期，又从文明返回野蛮。野蛮（barbarism）这个词在维科这里指的仅仅是文明的远古阶段。他将人类的第一阶段称为"众神时代"，并认为宗教、葬礼、家庭和其他一些最基本的制度和机构在这时出现，构成了人类文化的基础。他之所以称人类的这一原始时期为"神"的时代，是因为他发现最初有反思能力的人类充满了对自然现象——如雷霆和闪电——的恐惧。由于尚未获得能够理解或"解释"这些环境事件的知识，最初的人类就将这些自然现象看做是令人恐惧和害怕的"神"或"神圣"之物——"神的时代"就指的是这种情况。维科称，第一个说话者为诗人，从词源学上说它指的是制造者。在接下来的"英雄时代"中，人类的主导阶层是相关文化中的英雄，他们的出现，通常认为是来征服普通人的。英雄们都是拥有强大身体力量的人，他们让普通人敬畏。普通人通常将这种神圣的力量归因于那些"贵族"。在这一段统治时期之后，总是会出现第三阶段——"常人的时代"，在这个时代普通人起来反抗并获得了平等权；但在这个过程中，社会开始分裂，人类世界回到了一个更加邪恶和暴力的野蛮形态（理性的或反思性的野蛮）。按照维科的观点，这是人类进化文化发展的自然路线，它不是以直线型的方式无休止地向前发展，而是呈现为循环的、有终点的发展轨迹。各种文化是生长出来的，它们还会灭亡。它们不是永恒的，可以说，它们被反思性的野蛮给"扼杀"了。但在文化的"死亡"当中，它又会以一种更合乎伦理的人性形式"重生"。

并且，我们还可以发现不断发展的研究表明：将孩子口中说出的第一句话比做维科所谓的诗人的话语并不牵强。孩子们在意识出现的第一个阶段中逐渐拥有了一套词汇，这些词汇反映出他们从自己的感知属性方面来理解存在物、客体和事件的一种需要。随后，孩子们通常会经历第二阶段，在这一阶段他们完全被各种英雄形象所包围，这些英雄形象包含的特定文化（specific cultures）正好适合他们的口味。正是在这个英雄的阶段，青春期作为人类最基本的、完整的心智和情感形态（gestalt）出现了。

继斯坦利·霍尔的开拓性工作之后，精神分析学家继续对那些可以体现青春期生理、情感和社会化程度的诸多特征进行了辨认分类。

到现在，大部分人都会认为，生理青春期所体现的诸多社会心理变化是与身体外观和功能方面的变化相互交织出现的。这就是青少年们为什么特别关注自己身体外观的原因。由于拥有了一个陌生的新身体，青少年开始对自己的某些生理欲望和感受感到尴尬、焦虑、内疚（或恐惧），而且，他们完全陷入自己所获得的社会意识——一种强烈的、无所不在的对于他人如何看待自己的关注和敏感——当中。同龄人的隶属关系成为他们主要的关注焦点。因为在同龄人当中，青少年可以避开因对自己过分关注而带来的损伤性影响，寻求到一丝暂时的庇护。同龄人群体最初充当了某种庇护所，帮助青少年减轻由社会认知带来的新压力。它给青少年提供了一个可以与同龄人"融入"到一起的机会，这些同龄人跟他们自己有同样的思维结构，从理论上说，跟他们在一起就会冲淡他（她）自身对于身体外观显现的关注。

此处应当强调一点，对青春期心理的研究已经非常清晰地表明：综合地、比较地来看，伴随生理青春期出现的各种行为是由诸多生物倾向和文化因素之间的相互作用所决定的。正如哈奇森（1990：79-82）敏锐地指出过的，甚至在 19 世纪的科学心理学出现之前，对人类发展阶段就已经有两种不同的观点：环境主义论和天赋论（innatism）。事实上，这些观点只不过是那些在西方哲学史上一直被激烈讨论的经验主义和理性主义视角的现代翻版。有一种观点认为，人类的意识天生就是一块白板。他们因此假定人有"对他们面临的外部环境刺激做出反应的"天性（Hutchison，1990：79）。人类就这样被描述成可塑可变的生物体——就像一块海绵，不断地被外界环境的输入信息所塑造。20 世纪心理学领域的行为主义运动已经典型地代表了这种观点。另一种观点认为，人类确实是可塑的，但他们天生并不是一块"空石板（empty slate）"。相反，用当代神经科学的术语来说，他们天生应该被看做可以在某些方面有"硬线连接（hard-wired）"的行为反应。

这些看法也包含那些带倾向性的观点，以说明我们在心智和社会方面是如何发展的。根据行为学家的看法，发展是人应对环境输入信息而建立的诸多反应形态所产生的一种结果。尽管大多数人凭直觉似乎也更倾向于信任这一观点——我们是被我们所接触到的东西塑造而成的，但是，那些在认知和社会科学领域研究人如何思考、如何行动和学习的人却基本上都抛弃了这种行为主义的观点，并因此转而去寻找那些被认为与人脑中内置的硬线相连接的认知机制。在这一情境中，人类被设想成一个带有输入口的处理器。人类被认为根本不能控制自己如何思考和掌握输入物，就像他们不能控制自己的呼吸一样。当然，他们可以建立障碍物来阻止输入程序机制的作用，就像人类可以自由地使自己屏住呼吸一样。他们可以通过将自己与外界发生的事隔离开来以拒绝程序输入，但他们用任何激烈的方式都不能改变他们所具有的硬线连接特性。

在我看来，这两种看待人的观点——人类是块海绵和人类是个输入处理器——都是片面的真理。真理也许存在于这样一个事实中，那就是我们在生物性方面容易趋向某些行为，同时一直受到环境强加于我们的各种方式的影响。

因此，虽然说青春期是人的生命延续过程（适用于所有灵长类动物）中一个生物性的划分阶段可能是对的，但要说青少年期也是其不可避免的一环却并不见得正确。一些人类学家实际上已经发现，在许多文化中根本不存在我们所认为的那些与北美青少年有关联的行为。20世纪中叶，玛格丽特·米德（1950）已经在萨摩亚人的社会收集了大量数据，资料显示：这种对于北美文化的青春期体验并不是不可避免的。米德发现萨摩亚人的孩子遵循一个连贯的成长模式，从一个年龄到另一个年龄并没有断裂式的改变。简单地说，传统的萨摩亚文化可以说只拥有心理学家所定义的那种青少年——拥有生育能力的青少年（juveniles），但并没有我们现在即刻就能确认为青少年的那种青少年个体。而且，米德还发现，心理学家们称之为青春期的那个阶段，并不是必然会充满风暴或压力。与弗洛伊德和霍尔不同，她强调文化对于青春期社会心理行为产生的影响，要远远大于那些曾被认为是非常重要的生物学因素所产生的影响。

青少年人格（角色）的具体化及其所支持的亚文化群体，可以追溯到20世纪50年代。在西方世界的大多数国家，这种新"社会动物"的出现带来了社会结构和经济行为的显著变化。它还对可以体现孩子在生理青春期社会心理发展特征的那些过程，产生了显著影响。

作为一种社会建构，青少年期已经形成了其独有的符号表征形态：它已经形成了其自身独有的和易识别的符号体系以及符号思维和行动的各种形式，而后者正是孩子们在进入青春期的过程中从他们的社会环境里无意识地获得的。笼统地说，青少年的行为是一种社会编码行为，其典型特征来自于一种可称为意指渗透的过程。这是一种通过调整自身行动或举止来显示或创造意义的模式，是在与之相关的社会权力刺激因素中获得的。这样，诸如典型的身体姿势、面部表情、情绪宣泄、穿着方式和话语特征这些可以大体上概括青少年外表行为和举止风度的特征，都被认为深深扎根于如下这些行为方式之中，这些行为方式既可以向同龄人彰显意义——社会意义，又可以向同龄人显示意义，即进行意义创造。当个体的他或她在青春期获得了一种新的强有力的社会认识形式时，这些行为方式就形成了。青少年简直是相互"习得"了他们的行为和思考方式，以便证明其对同龄人中产生和认可的行为模式的遵循和追随。

杰罗姆·戴维·塞林格《麦田里的守望者》

当代小说家塞林格最早在他的小说中深刻地理解并敏锐地捕捉到了 20 世纪 50 年代末至 60 年代初出现的青少年现象。在他的手稿中，《麦田里的守望者》的主人公霍尔顿·考尔菲尔德是当代叛逆、困惑的青少年的典型。尽管这本书正式出版的时间是 1951 年，但实际上这本书的各种节选早在 1945 年的《科利尔》（*Collier*）和《纽约客》（*The New Yorker*）上就已经发表了。青少年期问题同样弥漫在他其他的作品当中，如《九则故事》（*Nine Stories*，1953）、《弗兰和佐伊》（*Franny and Zooey*，1961）、《撑起屋梁，木匠们》（*Raise High the Roof Beam*，*Carpenters*，1963）和《西摩：简介》（*Seymour：An Introduction*，1963）等等。

《麦田里的守望者》是一部描绘青少年社会人格（角色）的杰作，更准确地说，也是描绘那些开始进入 20 世纪 40 年代晚期和 50 年代早期兴起的青少年亚文化的形形色色的社会人格（角色）的杰作。16

岁的霍尔顿·考尔菲尔德，一个充满困惑、令人烦恼的、不顺从的青少年，刚被他的预备学校勒令停学，并被安排到一个疗养院，向一位精神病专家重述这几天发生的事件。霍尔顿对社会的虚伪感到恶心，他的叙述语调揭示出一个带有理想主义色彩的青少年心理的情感本质，即一种对虚假、麻木不仁、自我放任和愚蠢深感厌恶的心理。霍尔顿·考尔菲尔德是带有自我中心倾向的青少年心态的典型：以自我为中心，对人们长期所戴的社会面具以及他们不断展现的常规和单调乏味的言辞感到厌恶。

从某种意义上说，霍尔顿·考尔菲尔德这一角色是我们文化当中一直存在的一类人物形象在当代的延续——这类人物形象有一个悠久的社会和文学传统。考尔菲尔德的鼻祖可以远溯到歌德的《少年维特之烦恼》（1774）、陀思妥耶夫斯基的《质朴青年》（*Raw Youth*，1875）以及塔金顿的《17岁》（*Seventeen*，1916）等文学作品中的青少年人物形象。但从本质上来说，霍尔顿·考尔菲尔德又与他们有着明显的不同。霍尔顿·考尔菲尔德的语言完全是他个人的风格，弥漫着各种语音节奏、语气转折和现代青少年的表达方式。他策略性地运用这种语言来重塑他周围的这个世界。小说通过一个16岁青少年的独特视角，向读者展示了一个不同的世界。

这部小说还描绘了其他类型的青少年角色。如罗伯特·阿克利——霍尔顿·考尔菲尔德的舍友，他那些令人厌恶的嗜好正好符合当代青少年称之为笨蛋或怪胎的特征。阿克利是青少年期的第一个怪胎，一个外貌上就令人厌恶的形象，他从不会掩饰自己笨拙而不雅的外表：

> 他是一个个头很高、膀大腰圆的家伙——差不多有六英尺四——牙齿脏得要命。自从我与他为邻以来，从来没见他刷过一次牙。他那牙齿像是长着苔藓似的，真是脏得可怕。你要是在饭厅里看见他满嘴嚼着土豆泥和豌豆什么的，简直会使你恶心得想吐。另外他还长着满脸的粉刺。不像大多数人那样，只在前额和下巴上长几颗，他满脸都长着那玩意儿。不仅如此，他还有一种可怕的个性。（Salinger, 1951：19）

有趣的是，塞林格将"粉刺"戏谑地刻画为贬低面部外表的意象，可以看做是为我们理解青少年的自我意识和极度关注外表的天性提供的第一把阐释的钥匙。青春痘就像其他任何脸上的瑕疵一样，是青少年形象的符号标志。从青春痘困扰的转喻上来看，阿克利是丑陋的化身。

还有沃德·斯特拉德莱塔——霍尔顿·考尔菲尔德的另一位舍友，他可以被看做是第一次出现的以文学方式描绘的富有酷态的形象："当他打扮停当以后，他的外貌看上去总是很漂亮。但你要是像我一样熟悉他的为人，就会知道他私底下原是个邋遢鬼。他之所以把自己打扮得漂漂亮亮，是因为他疯狂的自恋，他自以为是西半球最帅的男人。"（Salinger，1951：27）

在小说中，霍尔顿·考尔菲尔德、阿克利、斯特拉德莱塔和其他那些年轻人在言词、行动和思维方面就很像青少年这个词的现代意义。在西方小说中，这是青少年第一次被赋予叙述身份（narrative identity）。霍尔顿·考尔菲尔德是一个新的社会角色（人格）。正如多尔蒂（1988：46）所指出的，就在塞林格这本开创性的小说出版后不久，"无论是在市场上还是在媒体上，在家庭还是在学校里，青少年开始被看做一个需要特殊对待的特殊'动物'"。

50 年代

在此，我把青少年期的历史以十年为期武断地划分为几个阶段。无需多言，当代青少年期的发展进化是一个完整的历史连续性所产生的结果。以十年来划分虽然是连贯的，但却带有大众的看法。当人们一想到 20 世纪 50 年代，长袜舞会（sock hops）、美国露天音乐台（American Bandstand）、埃尔维斯·普雷斯利等形象以及 16 岁生日聚会的仪式就会立即浮现在他们的脑海之中。而人们一想起 60 年代，就禁不住会回想起嬉皮士运动、披头士/甲壳虫乐队的形象以及青少年普遍的反叛情绪。

正是在 20 世纪 50 年代，我们发现一些前所未有的指导性手册出版了，如巴鲁克的《如何与你的青少年孩子相处》（1953）和兰迪斯的《理解青少年》（1955）等。这都说明了如下一个事实：青少年期在北美开始被视作一个特殊问题来对待了。在这个十年里，同样首次出现了众多专门针对青少年的杂志，如《挖掘》、《少年》、《少年世界》、《16 岁》、《少年浪漫故事》等等。而且，正如多尔蒂（1988：59）所指出的，这些出版物第一次"将青少年称为同龄人，并就他（更多是她）如何可以将自己变成既有吸引力又受欢迎的青少年提出了建议"。就这方面来说，这些出版物也是前所未有的。

在 20 世纪 50 年代以前，没有哪些歌曲、书、杂志或电影是专门针对青少年受众的。随着电视和唱片业在 50 年代的迅猛发展，白人中产阶级青少年很快就被媒体瞄中，因为他们有大量的闲暇时间，习惯于花钱消费。到 50 年代中期，各种传媒和娱乐行业（尤其是唱片业和电影业）开始全面认真地迎合青少年消费者的需要。歌曲和电影的内容迅速青少年化。广播电台里花样繁多的排行榜（Hit Parades）开始将青少年亚文化作为一个新的关注焦点，也将青少年作为主要的听众。电视舞蹈类节目，如美国露天音乐台，首播于 1957 年，在这个表演舞台上打造出多位速成的青少年舞蹈名人。如 J. 斯特恩和 M. 斯特恩（1992：15）所观察到的，美国露天音乐台是第一个真正以青少年观众为唯一对象的电视节目，"它只为青少年存在；而且，这个节目预示着渴望拥有他们自己流行文化的新一代人的到来"。

在放学以后到处闲逛并与同龄人交往，成了青少年每日的必修课。还有，与校友们的周六之夜聚会成为一件对青少年社交生活有重大影响的事件。这种社交聚会的例行活动有：吸烟、酗酒和即兴参与性行为。错过周六之夜的聚会，被看做是对青少年名声的损害。

第一代青少年也开始拥有他们自己的音乐——摇滚。这一词语明显隐含着与青春期相关联的激情和身体律动。摇滚的诞生可以追溯到 1955 年比尔·哈里和彗星合唱团（Bill Haley and the Comets）的热门单曲《整日摇滚》（*Rock Around the Clock*）的出现。到 1956 年，随着第一位摇滚天王埃尔维斯·普雷斯利的出现，人们已经明白了：摇滚远不只是一种新的音乐娱乐形式，还有更多的意义。就像格林沃尔德（1992：7）准确地指出的那样，摇滚是而且会一直是"各种服饰风格和发型、社会批判、各种社会压力的一种表现，是促成变革的一种动因"。青少年亚文化中最早一批真正的"神话英雄"就是摇滚乐手。男歌手有埃尔维斯·普雷斯利、小理查德、杰瑞·李·刘易斯、查克·贝瑞、山姆·库克、詹姆斯·布朗、巴迪·霍利和埃弗利兄弟等等。当他们扭动他们的臀部、将性的动作有节奏地渗透其中之时，他们会让青春期的少女们激动得热泪盈眶并为之发狂。女摇滚明星有安妮特·富尼切洛和康妮·弗朗西斯，她们让青春期的少男少女们神魂颠倒。这是一个"迷恋（crush）"的年代，一个通过一种新的、强有力的性审美体验方式——摇滚——这一中介对爱本身产生热恋的时代。

也许没有谁能够比得上"猫王"埃尔维斯·普雷斯利对这个神话的具体体现。在他的每一场直播演唱会上，少女们都会尖叫、眩晕，都会有人想接近、想触摸舞台上的埃尔维斯。1956 年"艾德·苏利文秀（Ed Sullivan Show）"上演之后，在整个北美的青少年眼中，他成为一个即时的青少年偶像——一个"维科式的英雄"。然而，与此同时，在无数家长眼中，他却成了一种危险的、邪恶的力量。埃尔维斯·普雷斯利还成为男性酷态的第一个模型。他的身体动作、面部表情（尤其是他独特的上翘的颤动的嘴唇）、发型甚至他懒洋洋说话的腔调，都成了男性青少年酷态的诸多离散的外部特征。20 世纪 50 年代中期的"斯特拉德莱塔们"就是猫王的翻版。他们中的一些人今天仍旧活着，依然追随着猫王的形体外表模型。自 1977 年猫王去世以来，"摇滚之王"依然作为一个神话，通过电视剧、猫王的模仿者、唱片的重新发行和纪念品继续存在，他依然受到这些人的崇拜和尊敬。这就是青少年期特有的情感力量。在一个人的青少年时代结束很久之后，他（她）在这一时期获得的象征符号和行为模式还会持续存在。

紧步猫王后尘的，是杰瑞·李·刘易斯。他在自己的一些热卖单曲中，将猫王那首《浑身是劲》（*All Shock Up*）中的感官暗示转变成了更加直白的肉欲。刘易斯的歌词和缠绵的旋律通过使人联想起异教徒的性仪式，来唤起听众的身体感觉。猫王和刘易斯让青少年兴奋，让家长们忧虑恐慌。他们被媒体塑造成、确认为新型亚文化的英雄。北美文化很快变成一种"媒体化（mediated）"的文化了。

电视后来转向一些"更细腻"的摇滚明星，如瑞奇·尼尔森，他是尼尔森乐队的一员，因一部名为《奥瑞与哈瑞特的冒险》的情景喜剧的流行而一夜成名。同时这部情景剧也是第一部反映在新的青少年亚文化语境下抚养青春期孩子所面临的问题的作品。通过媒体上的形象，摇滚歌星影响了青少年们的发型（如猫王的连鬓胡子），引入了服装的风格，而且掀起了青少年对舞蹈的狂热。他们成为与青少年期相关的新的象征符号的最主要的创造者。

1958年冬天发生的一件事，显示出新的神话般的摇滚英雄们对"第一代"青少年的那种控制和情感影响。三位十分成功的歌手，巴迪·霍利、里奇·瓦伦斯和"大爵士人"，在一次赶赴演唱会的途中因飞机失事而丧生。他们的悲惨死亡被媒体炒作为一个带有神话色彩的事件。他们的歌曲本来在不久后就可能会被人们当做"过时"的那一类歌曲而淡忘，但此时却变成了具有巨大情感力量和重大意义的经典。当少男少女们通过音频再现的魔力听见他们陨落的英雄仿佛还神话般地活着的时候，他们更是悲痛难抑。作为令人崇拜的偶像，这三位英雄的相片、海报在整个北美都被青少年挂在卧室的墙壁上。

015

到20世纪50年代晚期，广播、电视、电影和唱片业已经将青少年期牢固地确立为一种独特的生活方式了。不用说，到1959年，那些进入生理青春期的孩子们似乎在一夜之间就转变成嚼口香糖、赴聚会和迷恋摇滚的一代，他们活的是当下存在的瞬间的世俗性。尤其是那些被称为波比短袜派（bobby-soxers）的富裕家庭的少女们，此时成了媒体大亨们瞄准的首要目标。打扮得时尚帅气的男青年偶像们，如法兰基·阿瓦隆、法比恩、保罗·安卡、波比·吕德尔和瑞奇·尼尔森，他们有新的"糖浆式的"缠绵嗓音（不同于埃尔维斯·普雷斯利或小理查德那种硬邦邦的性爱旋律），这种声音正是媒体和娱乐工业专门为那些波比短袜派女孩们精心打造出来的。他们歌曲中唱的是"纯情初恋（puppy love）"，"甜蜜的吻（sweet kisses）"，而不是杰瑞·李·刘易斯风格的"气喘吁吁"或"摇摆"。少女们的家长和那些自封为社会道德卫士的人都认为，这些低声吟唱的年轻人要比刘易斯"安全"许多，因此他们的歌曲就成了那个时代的主流音乐。

因此，直到 20 世纪 50 年代末，青少年角色（人格）已经发展为"一种分裂的人格"。猫王仍旧存在着，但他逐渐失去了至高无上的地位。新一拨的男青春偶像呈现出的是一种低调的、更加能被社会接受的酷态。少年们所拥戴的偶像从埃尔维斯所代表的那一类摇摆到了法比恩所代表的另一类。也许电影偶像詹姆斯·迪安最能展现这一新的个性特征。从外表上看，他集所有青春偶像的优点于一身，外貌英俊潇洒，行为举止端庄优雅。但在这一层外表之下，他又有着埃尔维斯的叛逆与性感。詹姆斯·迪安正是埃尔维斯和法比恩的完美结合体。由此看来，青少年期显然将要发生剧烈的变化了。

60 年代

20 世纪 60 年代早期甚至惯例化地制造出更多与 50 年代青少年期类型相关的符号表征。修饰个人的外表（如发型、衣着等）以适应同龄人认可的形象，仍是从童年期向青春期阶段成长的主要特征。周六之夜的聚会成了惯例，必须参加这个聚会的压力也在逐渐增大。摇滚乐、抽烟、在外闲逛则被更牢固地确立为青少年符号表征的主要因素。

但是，更多涉及不断变化的表征的重大变革也已经开始了。尽管在 20 世纪 50 年代，16 岁的生日聚会标志着从青少年期向青春期后期，并因此向更加成熟的行为的象征性转变，但直到 60 年代中期以前，这个例行的转折点都被延长了好几年，跨越了整个高中时期。高中的环境越来越像一个社会化的据点，为青少年提供了一个他们更加以自我生活为中心的社会环境。从民族志研究角度来看，高中创造了这样一种群体，换句话说，它逐渐发展成一个附属于更大的社会框架的"自我容纳"的社会系统。林德（1929：24）几十年前注意到的现象与 60 年代的青少年生活是一致的。"高中有体育健美社团、俱乐部、女生联谊会、兄弟会、舞蹈协会和各类聚会以及其他的课外活动，本身就像一个完整的小社会。在这个环境内部，又有以中介性的同代人（intermediate generation）的社会生活为中心的小环境。"正如林德所描述的，16 岁青少年的日常生活已经扎根于这些小社会当中。青少年开始将高中的学校环境看做获得和保持社会地位的基地，这种获得主要通过那些被同龄群体看做是具有社会优势的象征符号、行动和行为来进行。青少年在高中通过对酷态这种表征进行技术性的掌控，来寻求大多数人的认可和接受，以赢得身份地位和名誉。

也许，20 世纪 60 年代出现的最大变化，就是出现了一种成为学校里某一小圈子成员的倾向。霍尔顿·考尔菲尔德所描述的青少年世界是一个整体的世界——阿克利和斯特拉德莱塔就是这个世界的典型代表。现在，尽管在整个社会依然存在一种普遍的青少年亚文化，但这种小集团化的现象却导致青少年的表征和行为出现了一种新的多样性和复杂性。青少年对音乐的偏爱最能够体现这种不断增强的复杂性和多样性。在 50 年代，猫王是"摇滚之王"，他"主宰"他所有的"臣民"。到了 60 年代中期，这个"摇滚之王"被罢黜了，那种带有硬汉气概的青春偶像被推翻了。摇滚组合作为多样化价值系统、符号表征和行为符码的一种新的传授者出现了。聚焦点从个人转向了群体。在 50 年代，对所有的人来说只有一个排行榜。如今，却有体现着高度分化的音乐风格的好几个排行榜，如摩城（Motown）、孟菲斯灵歌（Memphis Soul）及冲浪摇滚（Surf Rock）等等。青少年将他们自己不仅仅与某一位表演者联系在一起，而是越来越多地与某种特殊的音乐风格和组合联系在一起，尽管这些风格和组合会不断出现众多的表演者（他们中比较著名和令人难忘的如威尔逊·皮克特、艾瑞莎·弗兰克林、史蒂维·旺德、马文·盖伊和杰吉·威尔逊等）。摇滚也不仅仅是男性明星们的专属领地，女孩组合也越来越多了。

从 20 世纪 60 年代中期开始，摇滚也开始成为表达革命性的社会、政治思想的一种主要的艺术媒介。音乐再也不只是为舞蹈伴奏或者是为坠入爱河作陪衬的东西了。60 年代激进的嬉皮士运动是由摇滚推动的。这些艺术的声音包括个人歌手和一些乐队，如鲍勃·迪伦、琼·贝兹、乔·科克尔、范·莫里森、爸爸妈妈乐队、波段乐队、滚石乐队、清水复兴乐队、大门乐队、吉米·亨德里克斯、飞鸟乐队、普洛考·哈罗姆、平克·弗洛伊德及披头士/甲壳虫乐队等。这些新声音谴责冷漠、战争贩子、种族主义和陈规陋习等社会痼疾。到 60

年代末，在荒原狼和齐柏林飞艇乐队强烈、残酷而猛烈的旋律中诞生了一种硬摇滚（hard rock），它更加明显地表明：十多年间青少年社会人格经历的转变是非常剧烈的。

英国甲壳虫乐队对青少年期的整个转变过程有着不可忽视的影响。猫王是 20 世纪 50 年代青少年亚文化中的领军人物；与之类似，甲壳虫乐队代表了这种亚文化在 60 年代所经历的典型转变。这四位"披头士"——保罗·麦克卡特尼、约翰·列侬、乔治·哈里森和林戈·斯达在 60 年代初期从利物浦的贫民窟中走出来。1967 年，他们创作了《佩伯士官的孤心俱乐部乐队》（*Sergeant Pepper's Lonely Hearts Club Band*）这张专辑，从而将摇滚提升到了一个新的艺术高度。他们的长发和他们的衣着打扮方式成了 60 年代中期通行的酷态模型。甲壳虫迷对酷态迷恋的狂热程度完全可以与十年前的猫王迷相媲美。披头士们成了猫王宝座的继承人。但是在《橡胶灵魂》（*Rubber Soul*，1965）和《佩伯士官的孤心俱乐部乐队》这两张专辑问世后，甲壳虫乐队已经彻底改变了青少年期的符码，并临时赋予它一种更为成熟而深刻的特征。事实上，也许可以这么说，《橡胶灵魂》和《佩伯士官的孤心俱乐部乐队》给整个嬉皮士和反主流文化运动（也可参看怀特利于 1992 年对 60 年代摇滚与反主流文化运动之间的相关性的研究）提供了一种推动力。他们进行的音乐革命使摇滚演唱会尤其是露天演唱会变成了一种有重大意义的意识形态事件。在这些演唱会上，可以公开吸食毒品以激发或强化对整个事件的审美体验。自由性爱也可以公开进行。在这个时代的末期，诸如谁人乐队（The Who）创作的摇滚歌剧《汤米》（*Tommy*，1969）甚至被主流经典音乐评论家看做是严肃的音乐作品。

与这些新趋势相伴，猫王开始拍电影，这使他变成了 20 世纪 50 年代的那些"前任青少年"追捧的电影明星。顺便提一下，这些"前任青少年"执著于他们 50 年代的记忆，这使如下情形变得日益明显：青少年期已经发展成为一种不断改变现代文化社会学的强劲力量。越来越多的人支持和珍惜他们青少年时代获得的那些远远超越了青春期的偶像符号。摇滚逐渐变成了主流音乐。青少年的偶像符号变成了主流的符号象征。但当这一切在进行的时候，新的一代青少年又开始寻求新的象征符号和符码，以保持他们有别于他们之前那一代青少年的身份认同。

70年代和80年代

20世纪70年代和80年代，在外闲逛、聚会——喝酒和吸毒成为这种聚会现场的固有特征——以及"小集团化"依然体现着整个青少年亚文化的特征。扮酷现在成了孩子们进入初中和高中学校的必备条件。但是体现酷态的各种具体特征，在不同的学校、不同的小群体之中是有很大差异的。媒体当中到处充斥着青少年。今天，人们会发现没有一首新歌、一部新电影或电视节目不是为青少年或曾经的青少年制作的。专门讨论青少年期问题的杂志、书籍在数量上占了压倒性的多数。还有一点应该指出，虽然50年代的第一代青少年主要出身于富裕的白人中产阶级家庭——霍尔顿·考尔菲尔德毕竟上的还是私立预备中学，但到了70年代，青少年期已经变成一个无阶级差别的现象了。

20世纪70年代和80年代的人发现，各种猛烈的、不和谐的音乐风格确立了它们牢固的地位，这些音乐风格都拥有它们特殊的装扮和行为符码。这些特殊装扮和行为符码，典型地体现在以下这些歌手和乐队之中：弗兰克·扎帕和艾利斯·库柏这类硬摇滚表演者和乐队，黑色安息日、金属、克鲁小丑、崇拜、邦·乔威、范·海伦、铁娘子和枪炮与玫瑰这样的重金属乐队，性手枪、雷蒙斯和维勒顿斯这样的朋克乐队，以及布隆迪、警察和艾维斯·卡斯提洛这样的新浪潮歌手和乐队。只是这些乐队的名字就给一些家长和自封为共同利益保护者的人带来了且在继续带来忧虑。这些乐队的某些唱片、磁带和光盘因为其明显在颂扬直白的性和邪恶的主题，经常会遭到一些有审查兴趣的群体的详细审查。这些表演者引入的风格时尚也激起了一些人的非难和谴责。这些时尚通常包括黑色皮革、黑色服装、五角星形的装饰挂件、男式耳环和很长的头发。

20世纪70年代中期，整个社会尤为关注的是朋克运动的出现。

那些自称为"朋克族"的最初是一些出身于工人阶级的英国青少年。由于感到被主流文化所孤立，他们利用语言和行动，通过猛烈抨击主流文化来威胁主流社会秩序。他们将自己置于社会的直接对立面并与之较量，他们反对中产阶级和资本主义。他们的表演故意表现出暴力和冲突对抗的状态。朋克摇滚乐队的成员们故意向观众吐唾沫，用小刀自残，破坏舞台和大厅布置的道具，而且鼓动他们的观众也这样做。他们所引入的时尚潮流突显了堕落。他们迷恋各种锁链、狗项圈、黑衣服、军靴，以及各式各样的发型——从剃光头到染成任何可以想象得到的、野性十足的莫霍克式（Mohawk）发型。他们的摇滚音乐相当于安迪·沃霍尔的雕塑或约翰·凯奇的音乐作品：它是即兴的和"自己动手做的"。音乐家们弹着各种音符、摔他们的吉他、尖叫、打嗝、撒尿，伴着一种有节奏地敲打的拍子在舞台上随意吼叫。

这些在当时和后来都一直是青少年期所衍生的那些令人担忧的事情。但在我看来，20世纪七八十年代的这些倾向于宣扬暴力、恶魔崇拜和破坏的音乐风格和符号表征，在当时是而且后来一直是一种新的性特征所带来的压力和反叛行为的表现，这些新特征和反叛决心要打破主流文化固有的传统二分法。这一点在20世纪70年代中期被青少年狂热崇拜的一部名叫《洛基恐怖秀》（*The Rocky Horror Picture Show*）的电影当中表现得最明白不过了。从某种程度上说，这部电影是对20世纪50年代摇滚运动的戏仿。如格林沃尔德（1992：53）所评论的，它试图"通过将摇滚与由猫王埃尔维斯确立的大男子气概相分离来震惊社会"；但在更深的层面上，它在吹捧一种新的性特征：热衷于"化妆、穿异性服装，从而全面抹杀两性之间的界线"。这种模糊社会性别和社会角色的做法在整个20世纪70年代的硬摇滚吻乐队中也有体现。他们在舞台上的表演旨在震撼成年人，吸引新型少年。这个乐队中的每一位成员都承担了一个漫画式的角色——一个有魔力的男孩、一个与外界隔绝的外星人、一只滥交的公猫和一头性欲旺盛的歌舞伎妖怪。他们化着妆，他们的舞台表演有吞火、液压升降以及砸乐器。

在普遍的青少年亚文化领域，有一项与这种硬摇滚运动（hard movement）同时进行的、更多涉及下层阶级青少年的音乐活动，这就是迪斯科音乐的出现。1978 年上映的由约翰·特拉沃尔塔主演的电影《周六夜狂热》（*Saturday Night Fever*），就是迪斯科的典型代表。这部电影的名字抓住了周六之夜聚会的气氛已经渗透进 20 世纪 70 年代青少年当中这一现象的本质：通过参与以舞蹈形式呈现的仪式化的性活动，满足与同龄人进行交往的强烈需要。青少年在这方面的人格特性，在 80 年代早期被暂时削弱了，而到 80 年代晚期又在浩室舞曲（house music）音乐中得到了复兴。很明显，在周六之夜之类的"事件"——迪斯科、聚会或其他类型与同龄人聚会的活动——中成为一名参与者的需要，已经成为塑造当代青少年行为的一个强有力的因素。迪斯科的现场对性行为有一种不加掩饰的颂扬，它会让人想起一种异教享乐主义的仪式，而这种仪式在文化上被五光十色的新潮流升华了。像奇克、乡下人、唐娜·萨默这样的乐队和歌手，专门服务于那些很富足的中产阶级青少年亚群体。而有些人则用"迪斯科恶心（disco sucks）"这样的表达方式来抵制迪斯科音乐。很多青少年将迪斯科看做是肤浅的、太容易被成人文化接受的东西。

实际上，青少年亚文化在 20 世纪 70 年代和 80 年代期间已经分化为许多分支流派；硬摇滚、朋克摇滚、迪斯科和其他音乐风格在传媒中的共存就是这一事实的证明。从象征符号方面来看，每一个分支流派都要求有独属于它们自己的服装和行为符码。这些音乐家当中，既有流行歌手，也有爵士乐和布鲁斯歌手；既有南方摇滚歌手、摇滚歌手，也有民谣歌手，还有灵魂乐和疯克（soul and funk）歌手。青少年期之历史的全部多样性与复杂性，都在摇滚的发展史当中有所反映。

为了说明青少年期在 20 世纪 70 年代和 80 年代发生了何等剧烈的变化，可以考察在这个时代里成为神话的两位表演者：迈克尔·杰克逊和麦当娜。人们毫不怀疑猫王的男人气质和大男子气概，因为媒体正是将他的这一个性特征作为核心要素来建构他的神话和独特圣像的。但是在 20 世纪 70 年代和 80 年代，世界经历了一次剧烈的转变。杰克逊和麦当娜能成为英雄，很大程度上是因为他们呈现出了完全不同的性别角色（人格）。杰克逊凭借许多古怪反常的表现，成了一个雌雄同体（双性特征）的象征。杰克逊被赞赏同时拥有男性和女性的双性特征，也同时拥有黑人和白人的种族特征（通过大范围的皮肤整形手术获得）。因此，他集中表现了我们对于性行为——及其本质、角色和进化——的文化关注。不像"王子"那样象征当代版的男子气概，杰克逊则跨越了异性恋的樊篱，逗引他的观众从同性恋或双性恋方面来跟随他。不论他 1983 年的单曲《避开》（一个对男性自慰行为的隐喻）的主题是否是自慰，也不论他 20 世纪 80 年代后期的专辑《坏》的主题是否是双性同体，迈克尔·杰克逊都代表了我们对色情和淫秽的迷恋。

麦当娜是在 1983 年开始进入青少年的视野的。她的歌曲给北美社会出现的女性主义运动抹上了一层反动的色彩。如《宛若处女》、《拜金女孩》和《盛装》等歌曲都毫不隐讳地将女性描述成对象化的性物，而且都曾居于流行畅销歌曲排行榜的榜首，给那些成功的女性主义者带来了失望和懊恼。麦当娜将玛丽莲·梦露的"性感小猫式"姿势与一种强烈而急迫的感官享乐联系在一起。但麦当娜所要展现的是一种冷漠的、疏远的性感形式。这种有窥视表演（peep-show）性质形式，正好满足了一个有窥视癖的社会，这个社会似乎更喜欢一种影射现实的性行为的间接形式。

后现代的青少年

正如我提到的，当前的各种音乐偏好（如浩室电子音乐、说唱乐、硬摇滚、摇滚等）都已经变得更加符码化，而且更加针对各类特定的青少年团体；高中已经日益变成学生社会化的地方，他们在这里选择自己的同龄人、进行聚会，一句话，让自身沉溺于"有象征意义的瞬间的即时性"。然而，从社会学的角度来看，音乐中有一种特别令人关注的新趋势，即对各类非洲美国黑人音乐风格的强调和热衷。

现在有一种广泛传播的雷鬼乐运动（reggae movement），尽管它在 20 世纪 80 年代后期才有长足的发展，但它的历史却可以追溯到几十年前。这种将源自非洲的音乐风格引入北美青少年亚文化的行动，可以上溯至 1961 年，当时的象征合唱团（The Tokens）录制了一首非常流行的歌曲《今夜狮子安睡》（*The Lion Sleeps Tonight*）。甲壳虫乐队在他们 1968 年创作的歌曲《生活还在继续》中模仿了雷鬼乐的风格。在 70 年代和 80 年代，牙买加雷鬼乐的旋律和曲调进入了斯汀和警察乐队（Sting and the Police）的歌曲之中。到 1986 年，保罗·西蒙就将非洲音乐的基本结构当做他的专辑《恩赐之地》（*Graceland*）的内在构成要素了。

但是，这一时期出现的最具影响力的音乐活动还是说唱乐运动（rap movement），尤其在非裔美国青少年当中，说唱乐已成为他们进行自我表达的最主要的艺术媒介。像公敌乐队和艾斯·库贝这些作曲家们的歌词，都在抨击现代的意识形态和社会学现状，并声言要以激进的方式对这种现状进行变革。与此同时，迪斯科的思潮正在被舞蹈俱乐部场景中的电子音乐所消除，说唱音乐已经成为整个青少年亚文化内部的一种带有领袖和指标特征的普遍潮流。说唱音乐（rap）这个词源于以下这一事实：20 世纪 70 年代中期，纽约哈林和南布朗克斯区的舞厅的音乐主持人演奏了一种融放克、灵歌、硬摇滚和其他音乐风格为一体的混合音乐，以此来吸引听众。越来越多的热情的听众开始随声附和旋律，劝说其他青少年也一起跳舞并"融入进去"。这些说唱的劝导词开始传遍整个纽约，呈现为雷鬼乐的变种，而且很快成了非裔美国摇滚艺术家们关注的焦点。

说唱乐在它变成主流音乐组成部分的过程中，已经证明了非裔美国人音乐在摇滚乐诞生中所起的那种经常被人们忽视的重要作用。正如威克（1987：16）所言："从音乐方面来看，摇滚作为一种大众交往方式的兴起，是美国流行音乐的发展猛然重新指向非裔美国人音乐传统的征兆。"埃尔维斯·普雷斯利、查克·贝瑞和其他一些人的音乐正是这种转向的结果。

说唱乐的场景也将许多新的时尚潮流引入了当代青少年亚文化之中，这包括非洲式大喜吉装（dashikis，黑人穿的一种颜色花哨的短袖套衫）、贝壳项链、彩色遮阳帽、运动套装、无鞋带的帆布胶底运动鞋、金项链和假牙。如格林沃尔德（1992：188）所观察到的，说唱乐在视觉和意识形态方面迅速与非裔美国人文化联合了起来，"包括那些装饰地铁车厢的五颜六色的涂鸦以及霹雳舞舞者为了讨零钱在一块硬纸板上快速旋转的特技"。但是，尽管说唱运动取得了突出的成就，但现在才第一次真正给每个进入青少年期的人提供了可以自由选择音乐风格的自助餐。而且，在我看来，这种社会现象的象征符号变得越来越具有后现代气息了。

什么是后现代主义呢？就像塞缪尔·贝克特 1949 年创作的戏剧《等待戈多》中的两个流浪汉一样，20 世纪末的人类似乎一直在坚持不懈地、拼命地盼望着会有一个生存的"方案"，盼望我们那些无意义的行动能够以一种有目的论意义的方式被联系在一起。在贝克特的戏剧中，戈多永远不会到来。但是作为观众中的一员，在我们的内心深处，我们深切渴望贝克特是错的，渴望在其他的舞台上，在其他的戏剧中，事物的构想会为我们所知——戈多肯定会来。这种两难处境，这种可能出现的情感困境就是今天普遍所说的后现代。我们在此并不想界定或讨论这个本身就存在许多争议和费解的当代人类的精神状况。只想说，这典型地体现了经历了工业化和城市化的个体能够"走出"传统和价值体系，而且能够将它们看做是人类的调制品，而不是必然的历史发展进程所带来的结果。对后现代思想而言，没有什么是普遍的，一切事物都是相对的。

在 18 世纪，科技方面出现了令人目眩的快速发展，人们日益确信科学最终可以解决人类面临的所有问题——甚至可以通过发现一种新的"生命法则"来无限地延长人类寿命，并因此可以战胜死亡。这给人类的存在带来了一种新的思想。在 19 世纪末，伟大的德国哲学家尼采提出了著名的"上帝已死"的论断。这一论断认为现代思想已经走到了尽头，同时一个新的世界观已经形成——这种世界观已经不再相信任何超出存在的直觉物质形式之外的事物。

后现代主义这个词来源于建筑学领域，它被用来描述城市建筑学家在 20 世纪 70 年代设计的各种不拘一格的、多姿多彩的建筑风格。这个词刚一被创造出来，就立即像野火一样流行起来，现在几乎被用来描述从当代绘画到受计算机影响的各种认知科学方法的所有事物。正如哲学家约翰·瑟尔所指出的（1992：5—6），后现代主义在哲学上提出了许多在当今非常流行但不合情理的唯物主义观点，例如：认为精神根本不存在的观点；认为精神状态不过是它们所属系统（有机的或无机的）的输入端与输出端之间的因果联系；认为计算机有意识；认为作为内心真实的意识是不存在的。当代学术文化似乎被一种"带有反讽意味"的空想困扰着，这种思想状态会产生像瑟尔所列举的那些不通情理的哲学，而同时我们又在反讽性地继续寻求生命的意义。

在我看来，毫无疑问，后现代思想的当代形态在很大程度上是由以电视为媒介的（television-mediated）文化培育起来的。通过电视镜头看世界会导致一种视角——所罗门（1988：212）巧妙地将其描述为感知蒙太奇（perceptual montage）。我们凝视这个世界，仿佛它就是一个电视节目或一场电视商业演出。日复一日，这些碎片化的生活影像会影响我们的总体看法——现实是虚假的。最终，我们会因此形成一种观点：人类的各种行动就是由一幕幕荒谬的滑稽短剧、一个个影视纪录片和电视广告等影像剪辑合成的片段。

语言在后现代思想里呈现出一种新的陈述形态（modality of representation）。后现代语言要么充满反讽，要么沦为纯粹的客套话、习惯用语，或者沦为电视情境喜剧经常脱口而出的那种胡言乱语。后现代的耳朵听到的音乐是约翰·凯奇随意串联起来的那种无意义的（senseless）声音。界定后现代视域的艺术是安迪·沃霍尔的波普绘画。后现代思想认为，除了满足当下的生存冲动和驱动力，世界再没有意义，因此它发现任何对意义的寻求其本身都是无意义的。后现代思想还具有非历史主义和虚无主义色彩。就像社会学家齐格蒙特·鲍曼（1992：vii-viii）所敏锐地指出的那样，后现代主义是"这样一种思想状态，它最明显的标志是它带有的那种嘲弄一切、损耗一切、消解一切的破坏性（destructiveness）"。

这一切是怎样发生的呢？尼采的虚无主义论断——"上帝已死"——必然意味着，在人类各种信仰体系（包括宗教信仰）之内存在的所有事物，都是人类精神的一种建构。到 20 世纪初，认为历史有一个可从某个神圣之源"叙述出来"的目的（譬如在《圣经》中）的观点，日益面临冲击和挑战。到了 20 世纪中叶，西方社会开始变得越来越具有解构性（destructive），换句话说，就是更倾向于拆解由这种叙述定形的那些道德的、社会的和思想的结构。到了 20 世纪 60 年代，西方社会已经完全陷入了后现代的思想框架。由此引发的诸多后果在当代青少年中表现得相当明显。如今，越来越多的青少年群体生活在传统的道德结构和文化价值体系之外，完全没有一种超出或超越当下世俗性的目标感。这一点在一些乐队的音乐中均有反映，比如枪炮与玫瑰乐队的音乐就描绘了吸毒、自杀和散布仇恨的场景。恶魔意象变得越来越具有风格特征，像克鲁小丑和死亡金属这样的摇滚乐队就吸引了一个规模虽小但并非无关紧要的追随者群体。。

现在，我必须再次强调，并不是我们文化中的每一个少年都是以这种方式思想和行事的。事实上，有很多人强烈反对这种观点。但在越来越多的青少年中日益明显地表现出这种征兆：后现代青少年愿意归属于一个带有自身行为模式和价值体系的小团体。这就需要一些由服饰、发型、形体举止、语言和总体风度所构成的特殊的符码。各种音乐风格以及与它们相关的表演者们，甚至常常会决定一个小团体的名称（比如朋克族、硬摇滚族、浩室族、说唱乐族等）。猫王和披头士式的神话般的摇滚英雄们已经一去不复返了。对小团体的忠诚变成了引导后现代青少年日常生活的最主要的动力。就像在大仲马 1844 年发表的小说《三个火枪手》当中，那个小团体的哲学箴言变成了"人人为我，我为人人"一样。后现代青少年表现出一种对反叛我们传统道德标准和文化模式的激烈响应。难怪，不论以何形态呈现出的酷态，都会成为一种引人注目的、广泛传播的行为现象。与历史上任何一代人不同，今天的青少年被抛入到一种经常表现出暴力和危险的、令人困惑的亚文化当中，这种亚文化过于频繁地颂扬破坏性和解构性。变酷可以使少男少女们在这种亚文化群体当中应对自如。

在我看来，有一点已经变得非常清楚，这就是理解青少年如何思想和行动，对于规划我们的社会和道德传统的未来走向已经变得十分重要。对青少年十多年的研究工作，已经让我清楚地认识到，了解当代青少年如何思考的最好途径是通过考察酷态这一符号表征体系来进行。下面两章的内容就是对这种深深扎根于青少年角色（人格）的特征所作的符号学描述。

第二章　酷态的出现

　　外表的吸引力同青少年进行积极的自我评价、讨人喜欢和被同龄人接受的程度有重要的关系，它是人际吸引的重要因素，同时也影响个性发展、社会关系和社会行为。

赖斯（1990：148）

　　青少年期区别于其他人生阶段的符号和行为特征就是酷态。酷这个词产生于 20 世纪 30 年代的爵士乐俱乐部现场（Thorne, 1990: 107）。在那个年代，当夜总会里充塞的浓烈烟味让人们感到憋闷难忍时，会有管理人员把窗门打开，从外面放进来一些"凉风（cool air）"以消散那令人窒息的空气。以此类推，那些典型地表现晚间景致的缓慢而流畅的爵士乐风格开始被人们称为酷。酷随后被广泛用于描述那些外表迷人的男爵士乐歌手，或那些经常光顾这些夜总会的狂热爱好者。若干年后，骆驼牌香烟的制造商在他们的广告上策略性地复活了夜总会的酷主题。在一个广告画面中，一头骆驼，身披一款夜总会式的白色夹克，正在享受从海边吹来的凉风。一支香烟被小心翼翼地放在它的双唇之间，挑逗性地在它的嘴边来回摆动。它手中拿着一枝象征爱情的玫瑰花。它显然在向某个人"抛媚眼"。这只骆驼传达了一个绝对酷的形象，让人回想起 20 世纪 30 年代和 40 年代的电影明星们（尤其是主演《卡萨布兰卡》的汉弗莱·博加特）身上所展现的那种社会名流的圆滑和优雅。

酷态包含一系列特殊的行为特征，尽管这些特征在细节上会随着一代代人、一个个小圈子而改变，但依然保留着一种共通的本质。它稳固地扎根于一种符号表征体系——一套有识别效果的肢体动作、姿势、面部表情和声音变调等等。在同龄人环境内部，这种符号表征是必需的，且具有重要的社交价值。最重要的一点，酷态必然包含一种故意显得舒缓而懒洋洋的肢体动作，并伴随着一种漠不关心的、镇定的面部表情。我们从酷者身上永远看不出匆忙、困窘或羞怯的情状。他们走起路来懒懒散散，像是在闲逛或散步的样子。他们通常都歪斜着头，并以一种有意放慢的、半圆形的方式转动。他们的表情显得平静、镇静而沉着。酷的青少年不会表现出任何激烈的情感。扮酷就含有对那些因情绪引起的身体状态的控制。不惜一切代价来防止失去酷（losing one's cool）——这种表述本身传达的意味即包含着酷。酷态包含一种对情绪失控的谨慎的、有目的的防范，也包含一种伪装或掩饰那些被认为笨拙、别扭、愚蠢的行为以及一切令人难堪的行为举止的能力。

酷态的要旨是在全部行为上保持一种自觉的泰然自若。没有什么事情可以让一位酷少年不安。他或她所做的每一件事情都是以慢动作来展现自我肯定和自信。在 20 世纪 50 年代，酷猫这一用语经常被用来形容在社交方面有魅力的男性青少年。猫是一个恰当的隐喻。猫的慵懒、柔滑、缓慢的动作包含着酷。行为举止上有意的放松包含着音调变化和说话语速的减慢。50 年代男性青少年进行的酷谈，模仿的就是猫王埃尔维斯的美国南方人说话的腔调。到了 60 年代，这种谈话由于模仿甲壳虫乐队，变得更具利物浦口音。而在今天，这种谈话则包含了从喜剧二人组 Cheech&Chong 的那种"在吸毒幻觉"中懒洋洋说话的腔调，到电影和电视节目中使用的那种冲浪用语（surfer language）的变化。前一种腔调是一种口语的表达形式，留给人的印象是说话者有点处在吸过大麻或喝过酒的"迷醉"或"飘飘欲仙"的状态，模仿演员 Cheech&Chong 于 70 年代和 80 年代所演的吸毒电影中所用的话语模式。

酷态还包含特定的服饰符码、发型和生活方式。20 世纪 50 年代的酷少男，留着模仿猫王的短络腮胡发型，有自己的小轿车，抽着香烟，穿着紧绷到脚踝的黑裤子。这种酷态少男的典型，在 70 年代的情景喜剧《幸福时光》（*Happy Days*）中的电视剧人物身上得到了具体的体现。而到如今，有众多的男女酷态模特可以仿效，而且他们当中的许多人都是男女皆宜的。比如反戴棒球帽、穿宽松的袋状裤、穿超长的长袖衫和夹克、穿不系带的跑鞋，这些都是 90 年代初期酷态符号的特征。

在这里给一点告诫是有必要的。当我们讨论青少年亚文化的时候，很容易陷入以偏概全的陷阱。不用多说，并不是所有的青少年都渴望变酷。而且，酷态在形式上也不再是同质的了。它现在很大程度上是在小圈子环境中学到并予以安排的，因此是相当异质化的。青少年亚文化当中的一些特殊的小圈子，像朋克摇滚族或摩登族，甚至将他们自身的主要目标定位在与上一段末尾所描述的那种酷态进行的分离上。他们的服饰风格、语言、发型和肢体语言通常旨在明确地反对那种"懒散的"酷态形式。因此，说在当代青少年亚文化当中存在着一般的和种种特殊的酷态模式，或许更确切一些。朋克摇滚族和摩登族无疑认为他们以他们自身特有的方式保持着酷态。酷态是很多（如果不是大多数）青少年如今追求的一种感知状态，甚至它的具体行为方式也可以充分地变化；如果青少年不追求酷态，他们肯定能够识别出它在他们同龄人当中的显现。特雷莎·拉博弗（1992）最近通过一项对青少年语言的研究发现，北美青少年亚文化群体中的每个人，不论他或她来自哪个阶级、哪个种族、哪个地域，事实上几乎都熟知酷这个词以及它所隐含的意义。

酷态可以说构成了一个统一的连续体，范围从"懈怠的酷态"的极端形式到另一种"粗野的酷态"的极端形式。比如朋克摇滚就可以定位在粗野的一端，体现了挑衅性的行为、庸俗的语言之类的东西。然而，大多数青少年形成的是一种一般的或居中的连续的酷态形式。总之，不论一个青少年落到了这个连续体的哪个方位，酷态现在都成了消费社会青少年生活的一个事实。它是埃尔温·戈夫曼（1959：208）称为"印象管理"的东西最终带来的必然结果。这是一种社会策略，包含着对"表演者要成功扮演一个角色所必需的那些特征"的巧妙部署。酷青少年实际上是一种"被表演出来的角色"，是一些能够娴熟管理和操纵符号秩序（面部表情、服饰符码及行为习性等等）并给他或她的同龄人留下良好印象的个体。

尽管对在主流青少年亚文化之内构成酷态的那些要素的感知现在是不一致的，而且容易发生快速的变化，但依据我本人十多年来对青少年的观察，我相信构成酷态的那些本质特征自 20 世纪 50 年代以来并没有发生彻底的变化。"一般"的酷青少年依旧在抽烟，依旧在没精打采地散步和说话，依旧穿着"配套的"衣服，而且在呈现一些被他或她的同龄人认可的或希望的姿态。

但是还是有一些值得关注的差别。20 世纪 50 年代的酷态只是一些男性青少年追求的一种行为状态。塞林格的斯特拉德莱塔是最早在小说出现的男性青少年酷态的形象，50 年代的斯特拉德莱塔们被他们的同龄人抬高到类似神灵的英雄地位。因为形体方面和性方面具有的可感觉到的勇猛，斯特拉德莱塔们让人们既害怕又崇敬，且他们在聚会场上非常受欢迎。到了 60 年代后期，整个青少年亚文化当中扮酷的渴望和需要显得更加强烈。渐渐的，酷态也不再是男性青少年的专利。到了 70 年代和 80 年代，越来越多的女性青少年开始公开吸烟，缓慢而懒洋洋地散步和行动；然而，她们在一些特定的酷态方面有别于她们的男性同龄人。在下一章，我将说明社会性别符码是如何通过吸烟符号学来显现自身的。这里只需说，酷态在男青少年和女青少年当中已经变成了社会魅力的同义词，而它的反义词窝囊态（loserness）则变成了丑陋和孤僻的同义词。

美国哲学家、数学家和符号学家皮尔斯假定的第一性（firstness）、第二性（secondness）和第三性（thirdness）这几个范畴可以用来从心理学上阐明青少年期出现的酷态。在人的精神成长领域，第一性指的是正在发育的孩子最初的心灵世界，它建立在对现实的直接的感觉经验之上。孩子用这种思想方式把他或她的内心世界从客体、存在和事件构成的外在世界中区分出来。这可以说明为什么婴儿期专有的最典型的特征是对自我——"我"、精神上的"第一人称"——的符号建构。第二性是在人的思想中形成一种"另外的"或"其他的"意识的阶段。受社会因素支配的生理青春期认知的出现，是第二性带来的结果。第三性体现的是成人的精神世界，即反思的、客观的思想世界的特征。以理论方式将自身从世界事件和他者的生活经验中分离出来的能力，是精神第三性的特征。依照皮亚杰的心理学，第三性大约出现在生理青春期阶段。然而，在我看来，毫无疑问，当代的青少年期已经带来了一个被延长了的第二性阶段。早先的青少年期主要呈现的是一个第二性的精神世界的范围，一个受自我—他者意识形式调整和定形的世界。

　　在本章中，我将考察作为青少年期行为特征的酷态是如何通过意指渗透的过程获得的，并且是如何与身体意象和受社会因素支配的认知（第二性的）的出现联系在一起的。通过对寻求装酷的追求在如今必然包含小圈子成员身份和定期参加聚会活动这一现象的讨论中，我会得出一些结论。我的描述和评论都主要依据的是十年间我对青少年的观察和与他们的交往。我致力于研究青少年行为的符号学，是因为这些行为符号学都是在青少年扎堆之处（在校园、聚会和商场等场所）的语境下自然呈现的。

意指渗透

　　生理青春期会导致外貌上出现一些明显的变化。在我们的文化中，青少年发现情感变化是和身体的物理创伤一起出现的情况并不罕见。这就是为什么青少年容易过分地关注他们的外表和行为，容易相信所有的人都在一直观察他们的原因（Erikson，1950，1968；Elkind，1967，1984，1988；Buis&Thompson，1989）。霍华德·加德纳（1982：567-8）对青少年的第二性有如下深刻的分析：

　　　青少年日益关注自身的发育，他们通常会关注自己个人的每一个方面——不论是书法、服饰还是绰号。这些琐碎而明显的细节充当着个人的声明，决定了青少年如何去描述自己、社群如何去界定自身。因为青少年对他们自身有一种不稳定的形象描绘，所以他们关注社交圈子里的其他人看待自己的方式。

青少年为了将同龄人的批评从自己身上转移开，会特别施展出几种防御策略。例如他们通常以一种刻薄而讽刺的方式谈论别人的做事、行为和表现方式。他们经常会创造出这样一些新词来描绘其他的青少年——如怪胎（geek）、呆子（nerd）、笨呆（doorknob）、笨蛋（shithead）等，这些词一般都在有意贬损他人。服饰与发型上的一致是青少年用来转移那些对自己的批评的另一种防御手段。更重要的是，变酷的渴望构成了一种防御性的行为策略——这种策略旨在把青春期出现的生理变化和情感变化转变成受同龄人塑造和接受的社会行为模式。

在童年期，人类与环境和其他人的互动方式经常集中在发展自我意识上。孩子们格外关注的是学习如何让自身适应事物的格局。然而，到了青春期，孩子的意识逐渐对他者的出现变得敏感。社会认知开始支配他或她的思想和行为。虽然所有年龄段的人都会受到他人观点的影响，都容易遵从那些被他们的同龄人接受的行为模式，但青少年却更容易受到同龄人的影响，原因就在于：社会认知作为一种强劲的新思想方式，在这个时候开始出现在他们的生活当中。如结群现象就是社会认知的力量在青春期对行为进行控制的一种表现。

青少年同龄人的结伴或青少年之间形成亲密的、对称的关系的能力并无特别之处。这种"心理依恋（psycho-attachment）"现象——在生命周期中与其他个体结成社会联系——是所有灵长类动物的一种基因遗传。同龄人的联系是一种"维护团结和减少群体内部冲突的重要机制"（Keesing，1981：19）。也许现代人与他们灵长类动物亲戚的区别在于：他们再也无须在青春期离开出生时所属的群体。在黑猩猩群落当中，雌性的年轻猩猩在刚刚进入青春期之后，就会自动离开它出生时所属的群体去寻找可以结伴的群体。而那些生活在规模较小的、一雌一雄的家庭社群当中的雄性和雌性的年轻长臂猿，会在青春期时迁居别处。并且如果它们不自动离开，就会被这个群体驱逐出去。灵长类动物在青春期迁居别处的例子数不胜数。就像斯坦伯格（Steinberg，1987：38-9）所言，如果通盘计算，对灵长类的研究都显示出，从生殖健康的角度来看，离开出生时所属的群体是有益的。在团体内部配对会威胁到物种的基因库。因此可以说我们通过拖延交配的时间这个事实，创造了有益于青少年期在我们的文化中出现的诸多条件。当代青少年有规律的种种酷行为，可以解释为是受压抑的交配意向寻求发泄途径的本能反应。

如果青少年期是一种文化建构，那么现在问题就变为：到达青春期的少年们是如何变成一个青少年的？如何变成一个显示着被称为酷态的特殊行为方式的新的社会人？在前一章我认为，青少年角色的形成是一个可以被称之为意指渗透的过程所产生的结果。在这里需要对这个术语进行一些说明。

渗透常被用于描述那些需要通过吸收来获得某种东西的过程。在有机体当中，渗透可以被理解为从临近环境中大规模吸收或同化其他有机体的行为习惯的一种无意识倾向。人类有机体在生物学方面倾向于渗透性地获得以感性为基础的、有情感意味的行为方式。哲学家苏珊·朗格（1948）的观点很有说服力，她指出，在初级的层面上，我们是通过"感觉"来理解世界的；换句话说，我们容易首先"感觉到"世界有一个结构。她将此称为直觉的（presentational）认知形式。只有在随后的阶段我们才倾向于用概念概括和言辞来表达我们的情感状态，赋予它们一种更"容易理解的"逻辑形式。她把此称为推论的（discursive）认知形式。近来关于思想中的情感存在进行的诸多讨论，都主动支持了朗格的洞见。例如根德林（1991）指出，身体上的感觉甚至以一种比语言和逻辑更"规则的"方式存在于所有的思想当中。约翰逊（1991）则走得更远，他甚至认为所有的语言和逻辑范畴都是身体经验的衍生物。这里要说明的是，直觉行为方式是以渗透方式被获得的。即它们首先是以一种大致无意识的方式被吸收进来的，尤其是当可疑的行为被认为有社会意义或益处的时候。那些体现一般社会行为的形体姿势、面部表情、衣着模式以及话语特征都可以被视为源于这一倾向。

某些行为的同化也可以源于模仿。模仿完全可以被定义为有意识的模仿。人类模仿某些行为的倾向正是为了获得它们，尤其是当这些行为被认为是值得做的或具有社会效益的。

意指渗透这个术语，涉及行为的吸收，因为这种行为呈现出与社会意义或意指的刺激的联系。在我看来，意指渗透使青少年通过同龄人之间的接触获得大量的形体运动、姿势、面部表情、话语特征等等。这一过程是建立在同龄人团体内部共有的意指或意义创造的基础之上的。

近年来，有人提出了一种虽然毫无根据但有趣的理论——认为所有的理念和风格（服饰、音乐等等）最终都会发展成一种它们自身所有的生活。社会生物学家理查德·道金斯（1976，1987）的看法则更具说服力，他认为模仿是造成特定文化环境内部的概念和行为得以传播和确立的原因。他把被传输的观念或风格称之为模因（memes），直接模仿基因（genes）一词。道金斯将模因简要界定为复制信息（语调、观念、服装款式等等）的模式。

道金斯的模因观念，可以更精细地描述青少年通过相互的直接接触而获得的行为方式，是如何发展成了他们自身的生活。但是模因理论不能解释那些青少年经常显现的带有小圈子符码色彩的各种行为符号表征的变体。行为模式并不是首先通过模仿获得的，而是通过意指渗透获得的。只有在随后的阶段，这些行为模式才能被强化和概括化，并且通过媒介模仿、通过商业产品（如录像带或录音带）的扩散而散播开来。目前在许多国家可以见到的摇滚音乐的音乐电视频道，已经成为一个模仿性地广泛传播北美青少年行为模式的源头——但无论怎样，这些模式都有一个渗透性的源头。

身体意象

把对酷态的符号学分析与身体意象结合起来是合适的，因为符号学是和中世纪前的医药学同时出现的。作为一门包含了身体症候的符号科学，符号学最初源于西方哲学家们的如下努力：他们试图理解身体状况与疾病之间的联系是如何在特定的文化领域当中形成的。实际上，*semeiotica* 一词依其最古老的用法，被用于因特定疾病而导致的生理症候的研究。医学科学的创始人希波克拉底考察了处在具体文化背景中的个体，是如何来感知疾病症候，并将其作为进行适当诊断和制定适当处方的基础的。古罗马时期的医学家盖伦同样认为，成功的诊断不仅要依据对身体症候的观察，而且要依据那些对与症候相关的具体文化观念的理解。在意大利，*semeiotica* 一词事实上还仍被当做医学术语来应用，指的是症候研究。希波克拉底用 *semeion* 这一术语来指特定文化中对症候的再现，在此后不久直到亚里士多德时代，*semeiotica* 出现了一种含意，指一种普遍的符号（sign）。因此，从早期到当代西方文化一直认可——至少是以含蓄的方式——如下观念：即，在身体、精神和文化之间存在着内在联系，而且连接这三个人类生存维度的过程就是符号过程（semiosis），即对符号的生产和阐释。

人的身体是意指的一个源头。身体作为意义传递者的敏感性日益强化，这说明第二性或社会认识已经掌握了孩子的发育过程。一旦孩子们过度关注他们的外表时，就说明了即使他们在生理上还没有到青春期，但从社会的角度来说他们实际上已经成了青少年。事实上，青少年期的开端与青春期（青春期的到来）在时间上已不再一致了。前青春期的孩子经常显示出许多青少年期的符号性特征。自 20 世纪 50 年代以来，童年期已经被极大地缩短了。今天，如果人们发现有一些八九岁的孩子的外表、思想或行为像青少年，这已经不是什么不寻常的事了。

身体意象的敏感在孩子身上出现的第一标志，就是对身体高矮、胖瘦等等的过度关注。这种关注表明意指渗透过程在孩子身上已经启动了。例如身材苗条与魅力之间的关联性，由于媒体模式而得到了强化，它最初就是通过与青少年的联系而取得的。青少年倾向于将"胖"同伴从他们的社交圈子和活动中排除出去。媒体模仿与意指渗透之间的相互交叉，将"新少年"的体型大小——通常称为新潮少男少女（teeny-bopper）——转变成一种超乎寻常的道德、社会和美学价值问题。

身体的预备和显现（presentation）（埃尔温·戈夫曼提出的术语），是指一种旨在获得同伴认可的社会策略。这就是为什么缺乏显现可被同伴认可的身体意象的能力，甚至一种认为某个人的身体不受社会欢迎的想法，都会产生可怕后果的原因之所在。自 20 世纪 50 年代以来，少女中出现的诸如神经性厌食症和暴食症之类的饮食失调症，其增长速度是令人震惊的（Bruch 1978；Brumberg 1988；Manley 1989；Yates 1989，1990）。自我的显现已经明显地变成青少年亚文化中非常棘手的问题。艾夫里尔（1990：117）指出，对现代的青少年来说，"身体就像物体一样成了象征符号"。在当代青少年亚文化和社会当中，苗条和瘦削的身型都是男性和女性获得酷态的先决条件。男性从这种理想化的身型中偏离的灵活余地要比女性大一些，因为男性还可以努力塑造健硕的体型。

对少女们来说，乳房的大小也是一个身体意象问题。十多岁的女孩非常关注她们的乳房是否太大或太小。她们的男性同龄人则对阴茎的尺寸很敏感，相信"越大越有男子汉气概"这种普遍原理。正如克鲁克（1991：13）所指出的，这种对理想化的身体标准范型的敏感，使青少年一直都不满意自己的外表：

> 大多数青少年依旧相信，自己就是那唯一的不符合标准范型、身材短小、笨拙、丑陋而肥胖的人。如果他们加入了一个强调运动或戏剧或其他正好不过度强调"外形漂亮"的社会团体，这种屈辱就只是偶尔会有的负担……但是许多青少年交往的其他青少年，正是那些认为"外形漂亮"是最有价值的目标、对那些够不上他们标准的青少年实施小暴行的青少年。

几年以前开始对青少年行为进行研究的时候，我碰巧有机会目睹克鲁克所说的那些"小暴行"的本质。这些暴行的内容，包括一些辱骂事件（"嗨，死胖子！""今天你就像油罐车一样滚滚而来！"）和一些针对任何一位不适合那些预定的苗条模范身型的人所做的实际的肢体攻击行为。

为了强化身体意象，青少年诉诸各式各样的装饰和伪装行为。一般来说，他们试图隐藏或伪装所有的面部缺点和瑕疵，比如青春痘和过大的器官（鼻子和耳朵）。戴眼镜被认为是不酷的，只有书呆子和失败者才戴眼镜。在女性青少年方面，面部多毛被认为是特别讨厌的特征；男性青少年方面，胡须的增长则可以增强男子汉的酷态。我们必须再强调一次，某些小圈子里的青少年却试图以各种方式来破坏这些酷态模式，比如通过故意以"丑陋"方式修饰他们的身体、让他们的面部毛发生长、以喜剧的方式来强调突出他们的丑陋容貌等等。实际上，理想的身体意象在"酷态连续体"中是可以以多种形式出现的。

这种对身体意象过度专注的主要原因，当然是性感觉的浮现。性爱行为（参与性的活动）只适用于那些符合同龄人认可的形体魅力模特的人。无须多言，我们对于什么是合乎社会性别的性征的感知，是很容易受文化影响的。全世界的人可以真切地"感觉"和"复制"男性特征（manness）和女性特征（femaleness）的精华：即像其他动物一样，人类可以感觉和感受性别上的差别。这种能力与有机体对环境中的各种信号和自身内在冲动所产生的反应是相关联的。再次用朗格（1948）的认知理论来看，这些反应首先是"表现性的"。因此，它们以文化符码的模式被"再现"（确切说"又一次表现"）出来。实际上，只有当表现性的男性特征和女性特征的模式以文化形式再现出来的时候，男性气概（masculinity）和女性特质（femininity）的概念才分别被制造出来，并被惯例化和制度化。

让我们分析一下爱的概念，它是 20 世纪 50 年代至今的摇滚流行歌曲的核心主题。这一概念的源头见于对诸如血流量、肌肉压力、唾液分泌等方面的增加所产生的各种本能的反应，它们被表象性地记录为难忘的感受状态。在这一层面上，爱是一种感情状态。通过文化意义的制造，这一状态的一些构成要素就以隐喻的方式被相互连接起来，最终构成了爱的概念。例如在更高的层面，爱可以被认为是一种味觉上的反应："你是那么甜蜜，她是我的甜心"等等。这个转换过程现在已经完成了：爱已经从感受状态的领域转移到概念化的领域（类似的关于概念形式的观点，可参看 Kövecses 1986，1988，1990）。有趣的是，当一个概念以这种方式被构造出来以后，它就被扩展到文化制度和行为领域当中去了。我们文化中所构造的爱的种种仪式，其实通常就涉及"爱是甜蜜"的观念：例如在情人节这一天要送给爱人一些甜点，在结婚仪式上通过吃蛋糕之类的甜点来象征走向婚姻的爱情。

青少年期身体意象的性基础以如下方式——青少年愿意为同龄人观看者展现他们的身体——造成了社会性别符码的差异。我可以从自己的研究尝试中证明这些差异与这一领域的普遍发现是一致的（Glass 1992：46—48）。这些发现包括如下一些两分的系统：

男性青少年	女性青少年
他们在坐、站等行为时往往会占据更多的空间。	在类似的情况下她们一般会占据更少的空间。
他们的运动往往会更笨拙、更僵硬，在幅度上更受限制。	她们的运动，在另一方面，容易显得更流畅、更优美、更谨慎。
他们经常侵犯别人的身体空间。	她们很少侵犯别人的身体空间。
他们不太可能接受别人。	她们更喜欢接触同龄人。
他们容易烦躁并经常移动身体位置。	她们不容易烦躁和移动身体位置。
他们在说话的时候频繁走动。	她们在说话时往往是固定的。

玛丽·詹尼于1976年进行的有趣研究表明，甚至在个人拿书的方式当中，身体意识也与社会性别符码化后的行为举止相一致。具体来说，她发现女性在进出图书馆时喜欢用一只或两只胳膊搂抱着书贴身带着，而男性通常几乎都是用身体一侧的一只手拿书。

在我看来，这个关于无意识社会性别符码化的身体行为的例子，可以用意指渗透来解释：即在社会意义语境中通过与同龄人的接触学到了这些行为。正像加德纳（1982：545）指出的，这些发现"说明了生物因素和社会因素在决定行为模式方面有着强大的影响和相互作用"。

还有最后一种对青少年身体意象的观察，被归入人际距离学（proxemics）这一范畴；人际距离学是符号学的一个分支，研究存在于社会语和身体之间的身体空间的符号结构。经常被引用的爱德华·霍尔（1966）对身体空间的距离结构的研究，就与当前的讨论有关。

霍尔指出，人们在相互交往时保持着一些看不见的边界——这种边界如果顾及到可预见的统计上的波动，是可以被精确测量出来的，并指出这些边界的长短会因文化的不同而变化。例如在北美文化当中，他发现两人之间保持小于 12 英寸的距离会被认为是一种"亲密"的距离；4~12 英尺是可接受的"社交"距离。而且，他还发现，逾越边界会引发相当的不快。如果一个陌生人站在离你只有几厘米近的地方说话，你会认为他或她相当粗鲁或具有侵犯性。而另一方面，如果这种"安全"距离被一个熟人打破，也许会被认为是一种性挑逗行为。

身体空间的距离结构在青少年的身体呈现当中起着重要的作用。由于意识到了体味、面部瑕疵等问题，青少年更愿意保持一种超出北美文化一般设定的距离限度的距离。侵扰则主要出现在小圈子聚会之类亲密的环境当中。然而，在后一种环境中，虽然那些舞蹈术的策略被用于突出聚会事件的性本质，但由于灯光暗淡，音乐又放得很响，在一定程度上倒使大家的注意力从身体瑕疵方面转移到别的地方去了。同样的原因，身体意象增强剂（比如香水）的使用在各种聚会场合非常普遍。

最后一项陈述还需要一些详尽的阐述。香水是对身体味道制造体系的人工扩展。在生物学的层次上，像其他动物一样，人对别人散发出来的香味和气味有积极的回应。某些体味可以产生性的刺激。尽管视觉作为一种唤起性欲的手段已经在很大程度上取代了味觉——现代人更易于对性爱意象而不是体味产生反应，但是在一个更基本的层面上，对性方面的嗅觉系统的需要，并没有完全从人类这儿消失。

从符号学角度来看，香水是一种具有性意味的香味的替代品。它被用来激发性情绪，并因此很容易给人留下持久的印象。经过几年的热恋之后，我们很少有人辨别不出自己所爱的那个人身上所带有的那种香气。一种香味可以让人生动地回忆起昔日的情境，并能唤醒与之相关的相应情感（Engen 1982：13）。气味也与意义空间和位置有联系。我们更喜欢熟悉的"家庭气味"而不是其他住所的味道。我们对诸如牙科诊室那些我们可能有过不愉快体验的地方的味道会有否定性的反应。因此，青少年抹香水不仅是为了掩盖各种体味，而且在不知不觉中他们以人造的性吸引力增强剂"取代"了这些体味。

社会认知

社会认知可以被定义为"人们思考他人和他们自身的方式，或者是人们了解自身社会世界的方式"（Rice 1990：105）。一种强化了的社会认知意识的出现，或者像生理青春期临近那样的第二性，引导青少年去建构一种涉及他者的关于自我的理论（Okun&Sasfy 1977：378）。埃尔金德（1971：11）在以下这段话中提出：

青年人在青春期阶段形成了一种真实的"自我意识"。当孩子们意识到他们自身的时候，他们还不能站在别人的角度去思考，也无法从那个角度来看他们自身。而青少年在很大程度上却可以这样做，且能进行这种自我省视。的确，青少年典型的"自我意识"源于如下事实：青年人现在更加关注其他人是如何看待他的。这种关注在童年期基本是没有的。

在这种精神状态下，青少年会想方设法去保护他们易受伤害的身份。青少年特别愿意把他或她的卧室变成一个庇护所来保护和庇护他们自身的原因就在此。卧室似乎是一个有特殊意义的地方，掩盖卧室有生物学的依据。我们在睡着的时候特别容易受攻击，因此保持睡觉区域的隐蔽性或私密性是明智的。古埃及人把他们的卧室掩藏在住宅的后面或侧面。北美家庭也愿意让别人尽量看不到他们的卧室。

青少年要以狂热的激情守卫进入他或她卧室的通道。在这个私密空间，青少年是放松的、松弛的，而且通过装饰品（招贴画、照片）、音响（配有相应磁带、CD光盘之类的立体声设备）和同龄人友谊的记号（礼物、纪念品和信函）来界定他或她的符号世界。卧室对青少年来说是一个神圣的空间：一个逃避世界的庇护所和救济所。在这里没有人会观察他或她的缺陷。只有"亲密的人"才被允许以符号方式来分享这一空间。其他所有的巡视均被感觉是骚扰性的侵扰（包括父母亲自进屋打扫房间或要求他们的儿子或女儿打扫房间）。但是即使在卧室这个私密世界之内，青少年也感到需要与他们的同龄人保持不间断的接触。由于这个原因，电话被当做一种与其他同龄人保持联络的关键管道。这就是在经济方面日益容易拥有一部电话的前提下，当代青少年普遍希望拥有他或她自己私人电话的原因。他或她首先将电话当做一种与同龄人保持关系的工具来使用，并以此详述那些对他们的社会生活有重要性的事件，并组织他们的社交活动。

当然，不是所有的青少年都有一个私密的卧室或电话。在许多家庭里，卧室不可避免地是与他人共用的。但是，确切地说大多数青少年还是渴望拥有他们自己的空间和电话，无论这些东西是否真的能得到。

如上所述，青春期社会认知一旦出现，就伴随着对一些旨在将别人注意力从自己身上引开的防御性策略的部署。其中有一种策略就是幽默。所谓的下流笑话里掩藏着对性的关注；在学校夸耀失败的玩笑反映的是对学业表现的焦虑；对他人表现所开的玩笑，显示出一种发自内心的需要——通过将同龄人的批评转向他人，掩盖自己已经被察觉的缺点并以此表现自己。在青春期出现的反讽，尤其是一种强有力的防御性口语策略。建构反讽性口语文本的能力，可以帮助青少年以一种机智的方式去面对一些问题和表现自我。如加德纳（1982：539）敏锐地指出的，这些口头文本是把那些"挑衅性的和性的话题与俏皮话"结合起来的一种手段，这种"展现既表达自我也传递谎话"。

结群现象

如今，大多数青少年和前青少年（pre-teens）都强烈渴望确保自己在一个小圈子里的成员资格。圈子在高中（甚至在初中）的环境中有一种保护功能，可以将一群特定的青少年聚到一起并将外来者排斥在外。青少年愿意在那些可以为他或她提供机会——这些机会有助于他或她获得与其天资、属性或偏爱相一致的地位和酷态——的小圈子里寻求成员资格：比如一个体格强壮的青少年喜欢加入一个认为肢体攻击有荣耀感的小圈子。因此，高中群体显示了一种小规模的地位成功的模型。地位通过一些具体的特征被符号性地塑造出来。特别喜欢向青少年地位等级高处爬的人，正是那些在高中环境当中擅长操纵地位和权力的共享符号的人。正如伦斯基（1966：57）指出的："权力和地位是依靠一种操纵他人社会处境的能力而获得的。"而且，根据多尔蒂（1988：98）的说法，小圈子对青少年期的生活之所以极其重要，是因为它为他或她提供了感情的避风港，提供了一种确立和强化"表现、认同和团结"的手段。奥苏贝尔、蒙特马约尔和斯沃加（1977：334）也曾经指出，小圈子巩固了"学校里存在的、可引发学生所有行为的那种规范结构"。

音乐的偏好也影响到圈子的选择。这是为什么圈子往往会以摇滚风格、类型或乐队命名的原因。我在实地调查中发现，以下这些小圈子的名字在20世纪80年代末很流行，其中一些到现在还依然被使用着：

● 浩室族：这一圈子的成员给电子音乐很高评价，并且会去与之相关的歌舞夜总会场所。

● 摇滚族（Rockers，也被称为硬摇滚族、金属族［metalloyds］或冶金家［metallurgists］）：这个名字被用来指那些喜爱硬摇滚乐队——包括20世纪60年代末和70年代的平克·弗洛伊德、齐柏林飞艇和大门乐队——的人。知道这些硬摇滚乐队的歌，穿上这些乐队成员穿的服饰，被视为成为这些摇滚小圈子成员的必备条件。

● 摩登派：这些青少年听的是20世纪80年代中期的新浪潮音乐，基本上符号化地显现了朋克摇滚运动。

● 吉奴/吉纳族：这里指的是根据民族传统待在一起的青少年。吉奴和吉纳族通常来自意大利裔家庭，他们爱穿时尚的衣服，听迪斯科类型的音乐。

● 蝙蝠穴族（Bat Cavers）：这个名字被用来指那些酷爱《洛基恐怖秀》以及模仿电影演员的装束穿戴哥特式黑色衣服的青少年。

● 死头党（Dead Heads）：听20世纪60年代音乐、穿着被称为"死头"的嬉皮士风格服装的青少年。此名源于60年代的摇滚组合感恩之死（The Grateful Dead）。

●　霹雳男孩（B-Boys）：这个名字用来指那些穿戴棒球夹克和帽子、喜欢听说唱乐的青少年。

●　规范派（Normals）：任何一位不属于那些带有特定音乐、服饰和修饰要求的小圈子的青少年都是规范派。不过，虽然规范派不属于任何其他的小圈子，但他们在社交活动中仍经常以一种类似小圈子的方式聚会，因此也被认为构成了一个可辨认的整体。

这类术语其实没有任何特别创新之处，它们的目标无非是要依据一种单一的属性转喻式地界定一个小圈子。例如莱奥娜在 1978 年所搞的一项研究中指出，波士顿高中学校中一般的学生都有一些适用于各种小圈子成员的专门的名字。这些名字包括，把积极参与运动的青少年叫运动男（jocks），把花大量时间开车或修车的青少年叫电机头（motorheads），把吸毒的青少年叫睡袋（fleabags）。那些不属于小圈子的青少年会面临一些危险，常被他们那些更具有社交意愿的同龄人排斥或被贴上失败者的标签。失败者是那些不具有、或不渴望具有成为小圈子成员所必须具备的关键特征的青少年，因此，也是不具备酷态特征的青少年。这些青少年并不把高中环境视为一个社会化的场所，因此要冒着被同龄的酷少年嘲笑的危险。他们是那些现在通常被冠以猪头、呆子和土包子之类贬损绰号的人（Danesi 1989a）。顺便提一句，这些称谓在青少年的语汇中是非常丰富的。拉博夫（1992：360）记录了 20 世纪 80 年代后期整个北美地区青少年使用的一些描述性格类型的主要词汇。这些词揭示了青少年对他们的同龄人所具有的广泛的性格特征的理解：

运动男（jocks）、乡巴佬（rednecks）、呆子（nerds）、怪人（dweebs）、狂热派（rah-rahs）、电机头（motorheads）、怪胎（freaks）、乌贼（squids）、弱智（airheads）、蠢货（douche bags）、瘾君子（druggies）、花花公子（dudes）、睡袋（fleabags）、怪胎（geeks）、瘾君子（potheads）、铁哥们（homies）、酒棍（burn-outs）、脏球（dirty balls）、窝囊废（wimps）、战争猪（war pigs）、

朋克摇滚族（punk rockers）、摇滚族（rockers）、吉多佬（guidos）、迷幻药成瘾者（acid heads）、戏剧基佬（drama fags）、朋克（punks）、小流氓（greasers）、怪头（weirdos）。

归属于一个小圈子，需要以渗透的方式获得某些特定的行为特征。例如一位时髦少年如果视他或她为硬摇滚乐迷，他或她就会形成一种"强悍的"个性。硬摇滚乐迷会典型地显现攻击性的行为、会经常说猥亵的话、穿有裂口的牛仔和靴子、留长发、听重金属音乐。青少年通过有意识地模仿小圈子成员的行为，实际上是在寻求保护，以抵御那种与埃里克松（1950）所说的"同一性迷失（identity diffusion）"——在这种状况下，青少年感到被他们所面临的许多选择所淹没，包括社会性别认同的选择——相关联的心理创伤。一个小圈子构成了一个庇护体系、一个封闭的社会网络，青少年在其中可以沉迷，也可掩藏他或她那不稳固的、易受伤害的身份。正如前一章所提到的，这形成了一种对于记忆中的小圈子誓言的强烈效忠，这一誓言是由亚历山大·大仲马1844年发表的经典小说《三个火枪手》中的火枪手发出的，即"人人为我，我为人人"。然而，这种态度容易使青少年面临相当大的危险，因为它被以下信念所强化，即"坏事情将会发生在别人身上而不是我们身上"。这种忠诚感会让青少年感到是坚不可摧的，因而对一些本来就存在的风险——小圈子成员可能会对他或她提要求（喝酒和吸毒、抽烟、接受来自另一个小圈子成员的肢体挑战等等）——会缺乏察觉。

结群现象还有值得注意的另一个方面：大多数小圈子的组织结构都是短暂的，而且它们的构成和组织结构都是随着时间的推移而变化的。正像邓菲（1963）几十年前所评述的那样，这些小圈子呈现出一种进化周期。当一个小圈子形成之时，它通常包括一批青少年。而且，在成立之初，它往往基本上是单性别的，并且与其他圈子是隔离的。稍后，这个圈子就会开始与其他圈子互动。在随后的阶段，这个圈子自身会向对立的性别更加开放。最终，异性恋的结合就会在圈子内部发生，这就标志了这个圈子的瓦解。

小圈子往往会有一个强有力的克里斯玛型的（charismatic）领导

人。像其他灵长类动物组织结构——如狒狒（Morris 1990：24—25）——的情况一样，在性别混合的小圈子当中，权力一般由一位占主导地位的男性拥有。如莫里斯所指出的，这种安排为整个圈子提供了人身保护。然而，在各种青少年的小圈子当中，情况并不总是如此。在性别混合的小圈子当中，更多出现的是男性与一位被指派的女性共同分享权力的趋势。一般来说，这需要两位当权者之间有情感和性的结合。但是无论哪一种安排，青少年圈子都必然有一个明确的权力结构。

为了获得对小圈子现象的第一手观察，我与助手克里斯托弗·德·苏泽于 1991 年 2 月参观了一所典型的郊区高中，这个学校位于多伦多这个国际大都市的西北地区。我们采访了 25 个典型的 12 年级学生，其中 14 男 11 女。这个学校的每一个小圈子都至少有一位学生代表接受了我们的采访。这次采访的目的是为了确认在一个比较大的高中社群之内，在小圈子内外被学生视为对界定酷态和地位成就最重要的一些特征。因此，我们会问他们这些问题："在你们自身的友谊群体和其他群体当中，你认为什么东西有助于一个小伙子或姑娘的酷态和地位？"学生们的回答提供了一系列重要的社会特征：

- 吸烟
- 酒量
- 吸毒
- 圈子内部的音乐偏爱
- 与舞蹈相关的行为
- 肢体攻击的策略运用
- 服饰
- 性乱交和性能力
- "怪诞"或个性
- 学业成绩
- 个人拥有汽车
- 外貌

这次采访明确显示出，酷态和地位的获得源于这种由外表、同龄人认可的身体行为和社会行为以及物质财富所构成的符号表征系统。这次采访的发现可以归纳如下：

吸　烟

每一位被访者都同意，无论对于男生还是女生，吸烟是在学校内部界定酷态和获得地位的关键要素。吸烟在圈子聚会尤其是参加晚会时被视为一项义不容辞的社会行为。

酒　量

在特定的情境中（比如在课外和在聚会上），饮酒也是作为一种理想特质出现的。最看重喝酒的青少年是摇滚族，规范派与他们也非常接近。然而，只有摇滚圈子的成员，才将喝酒视为男生或女生都应该有的理想特质。因此，在摇滚圈子和规范派圈子内部地位的获得，被认为与个人的饮酒能力直接挂钩。而其他圈子的成员认为这种能力只是构成酷态的多种特质当中的一种而已。

吸　毒

像青少年所表述的那样，吸毒被认为只是摇滚男生和女生应具备的一种酷特质。令人惊讶的是，它也被规范派视为一种很酷的行为，不过只限于男生。其他小圈子的成员则认为吸毒是一种相对不重要的行为。

圈子内部的音乐偏爱

如上面所提到的，几乎所有的圈子——尤其是摇滚族、浩室族和摩登派——都主要源于他们对音乐风格、演员或乐队的认同。懂得"正确"的音乐被视为取得圈子成员资格的关键品质，并被视为获得地位成就的因素。规范派和吉奴／吉纳族则宣称自己更偏爱浩室乐。

与舞蹈相关的行为

这一点只是被浩室音乐圈认为是一种可获得酷态和地位的非常理

想的特质。吉奴／吉纳圈子中的成员对此也比较重视。

肢体攻击的策略运用

攻击能力被浩室族和摇滚族当做重要的基本素质。这两个圈子可以被描述为拥有一个带有帮派色彩的组织，他们的存在对其他人来说是一种威胁。浩室乐和摇滚乐圈子的成员属于肢体攻击技巧高的一类，并且冒险（尤其可能涉及非法行为）在酷态衡量和地位获得方面占据了制高点。

服　饰

除了规范派以外，服饰的一致均被所有圈子视为男生和女生共有的一种理想特质。摩登派要求他们的成员穿黑色衣服；摇滚族被强令要穿裂口的、破旧的牛仔裤和西部牛仔风格的靴子；浩室族和吉奴／吉纳族希望他们的成员穿时尚、昂贵的衣服等等。

性乱交和性能力

所有被访者均认为这是一种重要的特质，但只针对男性。规范派和吉奴／吉纳族则认为这是女性的一项义务。甚至在 20 世纪末的青少年当中，似乎还存在这样一种观念：男性在他的同龄人当中没有可显示的性能力，就无法获得社会地位，而虚伪的是，女性依然被要求显示性美德！

"怪诞"或个性

这只是摩登派认为比较理想的品质。在发型、音乐偏爱等方面的神秘性，被摩登派认为是男生和女生在圈子内部获得地位均需要的一种重要的特质。然而，其他的被访者认为这一特质在更大的学校社群中会限制其地位的获得。

学业成绩

学业成绩被女性规范派认为是获得地位的一项基本特质，有一些男性规范派也如此认为。其他特征则与此没有实际的关联性。

个人拥有汽车

只有吉奴／吉纳族认为这一点对于获得酷态和地位非常重要。实际上，在这一圈子里，对男女成员而言，它构成了地位、声望和受欢迎程度的基本要求。

外　貌

受访者指出，他们学校的每一个小圈子都对成员的外貌有具体的要求，尤其是在发型和修饰方面。

总之，访谈会话清晰表明，酷态被视为小圈子成员所认同的一些外在表现、行动和行为所产生的一种结果。例如摩登派会认为"怪诞"在衡量酷态方面有很高的价值，而另一方面，摇滚族会认为喝酒和吸毒更重要。有趣的是，被受访者认为非常重要的好几项特质都平等地适用于男性和女性的酷态形式。但是，总体而言，男性青少年比女性青少年被期待拥有更多的特质。那些在他们自己圈子特别酷的青少年和那些同时在几个圈子特质方面表现突出的青少年，比较容易在整个高中社群中获得地位——即跨圈子的地位。这又一次显示出对男性的要求要更多一些，尤其是在性能力和肢体攻击性方面。

这些发现并非没有典型性，类似的情况也散见于整个研究青少年结群行为的文献当中。它们对父母和教师提供了一条明确的信息。通过了解一个青少年所属的小圈子，父母和教师将会更好地了解青少年可能参与的活动。比如一个参加了摇滚类圈子的青少年，必然会被要求喝酒和吸毒。

同样，这里应该指出，结群现象会逐渐导致帮派的形成，典型的例子如浩室族和摇滚族那样。帮派现象并不是新现象。比如人们会想到 20 世纪 50 年代出现的以聚居区为基础的青少年帮派——顺便提一句，莱昂纳德·伯恩斯坦 1957 年创作的歌剧《西区故事》经典地展现了这种现象。然而，加入具有帮派色彩的小圈子的趋势，如今不再是那些生活在城市中心内城贫民区青少年独有的特征。它已经成为一种跨越所有社会文化、社会经济和宗教界线的普遍现象。在我看来，造成这一情况的原因正是"粗野的"酷态形式具有的那种支配青少年世界观的心理能量。心理学家们往往从社会方面（家庭背景、社会经济阶层等等），或者从那些颂扬暴力的媒体节目和人工制品的影响方面来寻找解释青少年犯罪率上升的原因，但我认为他们找错了目标。与媒体影响或其他传统思路认为的社会原因相比，小圈子的符号象征系统具有的巨大心理能量，在今天或许与青少年暴力行为有更多的关系。

遵循圈子所界定的酷态特征（这些特征往往招致对成人行为模式的排斥），会对青少年的世界和生活方式产生持久的影响。父母们不能低估小圈子在塑造青少年的道德模式和社会行为规范方面所产生的影响。的确，父母几乎可以确信，当他或她的青少年儿子或女儿从同龄人的团体获得了行为的、感情的和道德的自主性的时候，青少年便开始走上了成熟之路。

聚　会

青少年有许多可以与他们的同龄人交往的方式。不过，其中最引人关注的还是他们对参加聚会的渴望。自 20 世纪 50 年代青少年期现象出现开始，聚会现场通常已成为青少年社交的基本场所。尤其是周六晚间的聚会，由于可以吸烟、喝酒、讲笑话，也可以在不受成人监视的情况下示爱，所以可以使酷态的符号象征能够以它最自然的方式被展现出来。

聚会场景之所以能够成为青少年社会化的普遍场所，主要是因为它包含了对三种情感状态的设定：在同龄人环境中展开的性活动、同龄人联合和身份建构。更重要的是，青少年的聚会构成了一种部落结伴仪式，诸如《动物屋》（1978）这样的电影成功地对这些结伴仪式进行了符号化的展示，刻画了这群年轻的聚会动物的特征：男孩们非常渴望聚会场所，为的是与女孩们做爱。晚会展示了一个高度组织化的表演行为。男孩被期待轻浮而粗鲁地行事，他们的角色被认为类似于小丑或丑角。另一方面，女孩被要求提供性挑逗的信号，这会引起男生——所谓的聚会动物——做出喜剧化或夸张化的行为。

　　渴望成为周六晚间聚会场景中的一部分，是孩子已经成为青少年的另一个确切的信号。成为周六晚间聚会的参加者，特别是在前少年期（9—13岁）或青少年早期，被认为是拥有酷态的重要前提条件。青少年经常用极端的欺骗手段来掩盖他们不是周六晚会的参加者这一事实。那些被迫承认他们没有被邀请参加聚会，或者他们实际上不愿意去参加晚会的青少年，经常会受到嘲弄甚至肢体侵犯。在随后的青春期中，这种需要会因为年龄稍大的男女青少年彼此结成性伴而被逐渐削弱。实际上，对个人成为周六晚会场景之一员的兴趣的减低，就是从青少年期早期向青春期后期转变的标志。

第三章 对酷态的剖析

青春期引发了青少年对异性恋趣味和社会关系的急剧关注。毋庸置疑，性态度和性别角色行为首先是通过同龄人之间的接触而形成的。

科尔曼和亨德里（1990：120）

酷态得以显现的生物学基础是性行为。考古学证据表明，性行为所引发的社会活动或许是人类社会的基本特征。在海伦·费希尔（1992：272-3）看来，克鲁马努人中的青少年，就像其他文化中的青少年一样，"花大量时间去打扮自己"。他们扎辫子、戴花环来让自己馨香宜人，给他们的束腰和绑腿绣上皮毛、珠子以及或红或黄的宝石。然后他们便昂首阔步，在火堆周围彼此炫耀。

由此看来，当代酷态的展示并没有什么值得大惊小怪的。从系统发生学角度来看，这些展示与人体机能中的生物本能相关，这种本能在我们的一定年龄阶段会引发一些青春期的行为反应。而这些行为反应则由青少年期特有的各种社会期望以渗透的方式决定。作为符号学家，我认为酷态为我们提供了一项证据，可以说明身体与文化之间存在的持续且稳定的互动作用。在这一章中，我将确切地描绘这些行为反应——面部表情、服饰符码、音乐偏好、吸烟行为以及外出闲逛的怪癖——如何构成了当代青少年酷态的符号学。这种符号学的"剖析"基于我在过去十年中所进行的采访、观察和研究。

面部表情

一个孩子确实成长为青少年的许多标志符号，都可以从他或她的脸上看出来。为了表示恶心，他会扮鬼脸和做出夸张扭曲的嘴部表情；看到异性时会表现出害羞的表情等等，这些都是标志青春期开始的面部符号。这些表情在很大程度上都是通过意指渗透获得的：也就是说，这些行为虽有生物学基础，但其具体的形态则源于同龄人之间的相互接触。

符号学家、心理学家和动物行为学家对面部表情的研究由来已久（Vine 1970；Wallbott 1979；Ekman 1982）。（有意识或者无意识地）利用面部来表达情绪状态是很多物种都具有的特征。正如德斯蒙德·莫里斯（1990：163）所言，许多动物都可以用不同的方式去将面部表情组合起来，这样就可以"创造出面部的全部特征，每一特征对应一种特殊的复杂的情绪"。莫里斯（163-73）继续论述说，动物可以通过耳朵、眼睛和嘴来传达内在情绪。例如当动物表示警觉时，耳朵会竖起来（如狗），当遇到危险或被激怒时，面部会抽搐，而当它感到安全时就会变得比较平和。当处于警觉或防范状态时，动物的眼睛会紧盯一个方向。它的嘴会绷紧，或是龇牙，或是撅嘴，以此分别表达敌意、攻击和友好的状态。

动物行为学家记录了一个非常有趣的面部表情，我们将其称为弗莱门嘴巴（flehmen mouth）。这是一种奇怪的面部表情，但很多动物都有这种表情，即剧烈的吸气，特别是有性的意味的剧烈吸气。莫里斯（1990：169）如此描述："头部斜向上倾，颈部伸长。上唇上卷，上排牙齿暴露出来，有时连牙龈都能看到。嘴巴微微张开，仿佛陷入幻想，这是动物在出神。这种表情说明动物在深深吸气，在体味空气中的香味。"

弗莱门嘴巴这一概念，或者唇卷曲现象，可以用来描述许多年轻人脸上常常出现的无精打采的表情。上唇上卷，以及嘴巴不停地动事实上是男孩子常有的表情，这使他们看起来若有所思。极有可能的情况是，这些男孩子的面部表情展现了他们的性冲动或性幻想。事实上，我就经常看到在男孩子小团体中，一旦男孩子的话题转移到性问题上，他们就会展现出这种表情——他们的言语动作我会在下章探讨。不管是从酷男孩的"精致"的唇卷，还是所谓的懦夫所展示的"憨态"，都可以看到这种表情。猫王埃尔维斯·普雷斯利在唱歌或者说话的时候，也会使用这种表情，这使许多男孩纷纷效仿。

　　我在进行实地调查的过程中，从没有见过女孩子有过这种表情。这并不奇怪，因为面部语言，就像任何语言一样，也与性别符码相关。但我还是发现了几种因性别符码带来的差异，这些差异与相关文献所记录的情况是一致的（Glass 1992：48−9）。具体有以下一些内容：

男孩	女孩
他们避免眼神接触。	她们更喜欢眼神交流。
他们喜欢侧过头去，从其他角度来观察他们的对话者。	她们谈话的时候直视对方。
他们更喜欢盯着对方。	她们盯人的时间相对要短。
他们少有微笑，更多是开口大笑。	她们更喜欢微笑，尤其是在男性面前。
他们为了喜剧效果，更喜欢做鬼脸。	她们的面部一般保持平和状态。

　　这些差别在很大程度上源于他们在同龄人环境当中以渗透方式获得的性别符码化的行为模式。不用说，面部模仿也可以有其模仿的病因学。事实上，模仿解释了某些青少年为什么有效仿亚文化英雄（如猫王和麦当娜等人）去塑造自己面部特征的倾向。

　　脸是一个强有力的能指。如杰克逊（1992：44−7）所指出的那样，研究相当确定地表明，对人的社会愿望的判断首先要依据面部表情来进行。如此我们就不难理解，为何男孩女孩要花那么多时间去打扮自己。面部形象中首当其冲的就是发型，这可以增强脸部的吸引力。很多青少年都跟着媒体模特（这属于模仿行为）或根据自己小团体特有的打扮规则（这属于渗透行为）去打造自己的发型。后一方式一般也源于对外在模特的模仿：如有人之所以留长发就是模仿硬摇滚或重金属歌手；朋克族经常剃光头，这也是模仿他们的摇滚英雄。

事实上，对面部的修饰或打扮自人类出现的时候起就已存在了。人类学家与考古学家认识到，我们今天的化妆打扮与早期的仪式性的生育行为有着悠久且持续的联系。也就是说，它的本源在性活动当中：我们用来建构面部文本的各种颜色与图案都是性能指。例如口红的颜色和女性生殖器有着内在关联；男人的胡须可以视为阴毛的展示，我们可以找出许多这样的关联。关键是人脸从符号学角度来看，从来都是具有意义的。人脸不断被装扮，以此来传达信息，去表达生物的需求和冲动。

我们需要对两个概念做出解释：能指与文本。前者由索绪尔（1916）最先创用，索绪尔被公认是现代语言学和符号学的奠基人之一。在索绪尔看来，一个符号由两个部分构成：能指与所指。能指是符号的实体部分，构成符号的那些现实的特质，如音波和字母符号等等；而所指是能指所指涉的思想观念。任何能指都可以用来表示某些特定的所指。例如英语中的言语能指 tree 与法语中的言语能指 arbre 实质上都有一样的所指。

文本这个词（拉丁词根是 *textus*，指交织在一起的事物）的字面意思是将许多能指放在一起，有意识或无意识地形成一个信息。如霍奇与克雷斯（1988：6）正确指出的那样，对人类来说，一个文本总是"一个社会归属性的整体"。一个文本既可以是字面的也可以是非字面的。为了赋予文本意义，我们必须了解能指所从属的密码。如果有人听到了他所不理解的口头语言，那他听到的就是"杂乱无章的能指"——音响、声调等等，这样我们就会发觉，这些声音文本的确传达着某种意义，但我们就是无法理解。只有当我们了解了它们所从属的密码，言语能指的体现（embodiment）才向我们敞开。这对非言语的文本也同样适用，如服饰、身体动作、体态及诸如此类的文本。文本是个体与集体经验的反映。当这些文本得到理解或"欣赏"，它们便具有了意义或意指。音乐表演、舞台剧、谈话、舞蹈、宗教仪式、庆典等等，这些都是我们作为个体或群体不断建构的文本，去为世界赋予意义并在世界内部创造意义。而语境（context），如这个词隐含的那样，的确是一种环境或"包纳性的（*con*-taining）"环境背景，文本在其中得到符码和解码。

身体不是一种"中立的"生物结构。我们的面部表情、我们的姿势体态和我们彼此站立的距离远近，所有这些都是具有社会意义的文本。这就赋予我们一种去积极调整社会行为的能力。身体部位、体液与体型都可以被视为能指，在特定语境下具有特殊的含义。

各种青少年圈子认为，适用于所有酷态感受的面部文本就是戈夫曼（1959）所说的面部表情——"泰然自若"。正如兰多（1989：185）所说，这种文本使个体可以"压抑或隐藏自己的情感，以免露怯"。尤其是在青少年当中，这些情感可能是严重创伤性的。保持面色泰然自若，以此来显示自信和自控，对青少年来说至关重要。就像我们在上一章所讨论的，主流青少年亚文化中的酷态伴随着一种持续不变的、表现出信心的"姿态"。在任何情况下，酷少年必须让他们自己保持泰然自若的表情。

有趣的是，单个的男性或女性青少年只对某类面部表情产生性方面的回应。对于为什么会在青春期出现这种偏向，心理学家约翰·莫尼（1986）所说的在脑海中出现的"爱的地图"或许是一种解释。这些地图是思维意象，可以决定某类具体的特征——身体、面部等——从而在个体内部唤起性的觉醒和爱的情绪（如痴迷）。据莫尼的解释，爱的地图在五到八岁时因各种环境因素的影响而产生。在青春期，它们会无意识地产生理想"甜心"的意象，并且变得"相当具体，包括理想情人的相貌、种族和肤色等方面的细节，更不要说习性和举止方面的要求了"（Money 1986：19）。

眼神交流是青春期一个非常重要的示意文本。与同龄人进行眼神交流的场合与持续的时间长短都大有深意。盯视可被视为一种挑衅；"向某人挤眉弄眼"一般被视为调情；在谈话开始或结束时进行眼神交流表明谈话者想与对方保持关系。这类行为没什么特别之处。所有年龄的人都会无意识地观察别人的眼神，继而作出回应。例如在兴奋状态时，瞳孔会变小，这是我们的无意识行为。另一方面，眯眼则代表沉思，皱眉表示若有所思，而当眉毛上扬时，则表示惊奇。但我们应该注意到，尽管脸部符指过程在很多场合都传达相同的意思，但某些表情在不同文化中则有不同的内涵。眼神交流的文本在不同文化之间的差别甚大。例如南欧人在谈话时更喜欢紧盯对方，而北美人则不大如此。

总之，建构面部文本的能力无疑是青少年期已经控制了孩子心理发展的确切标志。青少年通常所展现的面部文本表明，生物学因素与文化因素是两种影响心理发展的相互作用的构成要素。一旦社会认知（第二性）作为一种主导孩子发展时刻表的精神形态出现，脸和身体就被转化为意指（生成意义）的强大源泉。

服饰符码

很明显，衣服也是意指的一个丰富的源头。在青春期，衣服成为社会性别、性征、身份和小团体价值的有效能指。穿衣与性行为之间的关联古已有之。海伦·费希尔（1992：253-4）指出，哪怕是在亚马逊的雨林中，亚诺马莫的男性与女性也因为要保持对性的庄重而穿上衣服。如果让一位亚诺马莫妇女脱掉她的贞操带，这就像让一个北美女人脱掉内衣一样让她感到难堪和气愤。同理，如果一个亚诺马莫男人的阴茎不经意间露出来，这就像一个北美男人"裤子被突然脱下"那样让他感到不好意思。

在20世纪50年代，第一批摇滚明星和媒体名人穿衣风格让青少年竞相模仿。女孩子模仿美国露天音乐台的女舞蹈演员，穿上短袜——这种袜子事实上源于30年代（Stern and Stern 1992：60-1）；酷少年则穿着皮夹克，模仿诸如猫王这样的亚文化英雄，等等。随着60年代的到来，青少年亚文化群体日益分化成各个小圈子，在各个小圈子内部也随之形成了纷繁多样的服饰风格。自70年代以来，青少年服饰变得越来越不拘一格，并且带上了各个小圈子独有的意识形态和行为特征。

下面，我们就来考察一下20世纪70年代中期开始的朋克运动。

如伯杰（1984：76）指出的那样，朋克"把头发染成五颜六色，发型剪得奇形怪状，身着奇装异服，使用道具（通常是用针穿过鼻孔）吸引注意力，传达信息"。尽管在英国，朋克运动原本是工人阶级青少年的政治宣言，但当其渗透到更广泛的青少年亚文化群体并被后者获得时，其原本的服饰符码就向所有的阶级开放了。伯杰（78）接着论述道："英国朋克们佩戴纳粹徽章并不是因为他们相信这种政治哲学，而恰恰相反——这仅仅是一种'夸张化的表演'，也就是说，这是一种吸引注意力和激怒正经八百的中产阶级的行为方式。"尤恩（1988：253）也有相似的论述："当朋克成为一种具有市场号召力的风格，它走向了自己的反面。起初是为了抗拒各种因循守旧的时尚及其表达的虚假情状，后来被'朋克地下社会'和其他的风格市场所利用，被转变成了身价倍增的具有竞争力的消费品。"我要说的是，朋克的服饰符码已经被、依然会被策略性地用来胁迫其他的同龄人团体和单个的同龄青少年。几年前我在采访一个朋克摇滚明星的过程中就发现了这一现象。这位歌星对我说，像他那样的服饰和发型会让他感到有威力。"我走在过道，伙计们和所有的混蛋就得立马给我让路"，他以这种方式向我表达的就是这种现象。

克拉普（1969）的观点对我们理解服饰符码在青少年亚文化当中所扮演的角色至关重要。克拉普把以下五种服饰模式看做是个人风格的标志。它们分别是：反讽嘲弄型（mockery）、时髦纨绔型（dandyism）、不修边幅型（negligence）、粗鲁野蛮型（barbarism）和严于律己型（puritanism）。朋克服饰符码则始于一种粗野的风格。尽管它还保持了一些粗野的因素，但现在也展现出一些带有反讽和玩世不恭意味、尤其是带有胁迫意味的形象。成为朋克摇滚乐歌手的青少年更富于攻击性、破坏性和侵犯性。

穿衣文本划定了小圈子的价值取向和行为模式。几年前，在对多伦多地区的几所高中进行观察的过程中，我逐渐具备了辨别各种团体服饰符码的能力。一个小圈子成员的主要穿衣特征可以分为以下几类（小圈子的名称请参考前面的章节）：

● 浩室族明显模仿浩室乐手的穿衣与发型：喇叭裤、大腰带；

男孩留着短且齐整的头发，女孩留着飘逸长发。

● 男女摇滚乐族认同的是硬摇滚和重金属摇滚乐手的服饰和发型：破旧的牛仔裤、皮靴、披肩长发、T恤和皮夹克。

● 男女摩登派穿着黑衣服，尤其是黑色皮夹克，头发染得黑亮。

● 男女蝙蝠穴族穿着哥特式风格的黑衣服。女孩子都化着极其怪异的妆。

● 霹雳男孩反戴棒球帽，穿着T恤、跑鞋和（通常是）短裤。戴棒球帽的习惯源于对许多男性说唱歌手的模仿，这些歌手通常将帽舌歪向一边戴或反戴。

安妮·霍兰德（1988：452）关于衣服符号学的说法，似乎尤其适用于青少年："当人们穿上衣服，他们首先是要制造出图像，让身体与服饰完美结合，以此来取悦自己的眼睛。"自从20世纪70年代以来，在青少年的服饰符码方面出现了两种主要的趋势。首先，主流青少年越来越热衷于穿昂贵的衣服。名牌牛仔裤、天价的跑鞋、昂贵的T恤，诸如此类，都成为许多富裕的中产阶级青少年的必备品。其次，青少年着衣风格似乎出现了一种元符码（meta-code）：即在整个青少年亚文化群体当中出现了某种普遍化的穿衣模式，这种模式是对各类小圈子时尚饰物和配件的延伸和重组。正如我所提到的，这些模式中包括：男孩子戴耳环、女孩子戴好几个耳环、把头两边剃光并在头发当中做出图纹或字母、破旧的牛仔裤、肥胖的裤子、牛仔裤反穿、超长袖的衬衣和夹克以及没有鞋带的运动鞋和反戴的棒球帽。这种元符码排除了那些仅属于某个男青少年或女青少年小圈子一时狂热追求的时尚，男性还是女性都可以把头发染得五颜六色，都可以化妆，而且女性还将内衣穿在衣服外面。很多人认为流行元符码的这种多样性、折中主义和男女皆宜性，反映了整个北美社会的多样性和多元主义。但从更为深入的人类学角度来看，这种风格折中主义构成了亚文化符码的典型特征。赫布迪格（Hebdige，1979：102）将这种现象解释为亚文化拼贴（bricolage）的一种表现：

拼贴这个概念尤其可以用来说明亚文化风格是如何被构建起来的。列维-斯特劳斯在《野性的思维》一书中指出，原始人所利用的各种魔法模式（迷信、巫术和神话）可以看做是内在相互关联的，尽管从表面看事物之间的关联系统会让人感到迷惑不解，但正是这些联系使它们的使用者们可以去"思考"他们自己的世界。这些关联的魔力系统有一个共同的特征：它们可以无限延伸，因为构成这些系统的各种基本要素可以被用于各类即兴组合，在它们内部生产出新的意义。因此，拼贴已经在新近的定义中被描述为一门"混凝的科学（science of the concrete）"，正好阐明了这个术语原初的人类学意义。

时尚也是一种意识形态宣言。将自己视为反社会、反偶像崇拜的青少年会通过他们的穿衣选择来传达这方面的诉求。20世纪六七十年代的嬉皮士用服饰来强调"爱"和"自由"；朋克们则用服饰来表达他们的"坚韧"和"不服从"。制服有着强烈的社会和象征意义。军装包含着爱国和公共的价值。然而，把军服当时尚来穿则可以被解释为一种反主流文化的宣言、一种对国家主义倾向的戏仿、一种"军人式坚韧"或其他形式的宣言。用穿衣方式也可以进行交流，就像语言一样。服饰可以是惹人喜爱的、令人厌恶的、有争议的、让人愉快的、让人厌恶的、愚蠢的、迷人的等等。

让我们以最新潮的蓝色牛仔裤为例，这一潮流可以说在过去几十年中横扫了整个西方世界。为什么会出现这种情况？毕竟便宜耐用的牛仔裤在过去不过是蓝领工人的工作服而已。从另一角度来说，新潮的物件一般都很昂贵，且做工和原料都很考究。另外，牛仔裤是批量生产的，而新潮的衣服则是根据不同品味量身定做的。于是，答案就是，蓝色牛仔裤的文化内涵发生了巨大的变化。蓝色牛仔裤已经被青少年转变为时尚用品，因此也就被重新归为和视为时尚用品了。这就是牛仔裤比过去昂贵很多、高档很多的原因。牛仔裤不再是蓝领工人的标志。相反，它们现在已超越于不同社会—经济阶层，成为时尚潮流的标志，模糊了工作和娱乐的界限。社会阶层尽管还依然在时尚的诸多细节处（牛仔裤的品牌、材料等）存在着，但牛仔裤本身不再作为一种区别社会阶层的服饰类别而存在。

　　总结一下我对青少年服饰符码的评述，我想要指出的是，就像青少年期的其他任何事情一样，青少年的服饰符码也是瞬息万变的。青少年的符码是极度不稳定的、可塑的和短命的。服饰符码的这种变动不居的性质，无疑普遍地反映了青少年心理构造的迅速变化。青少年服饰符码的某些细节可能会凝固下来并且在生活中得以延续，而其他更多的细节则迅速发生变化甚至消失了。

音乐偏好

　　在第一章我们已经讨论过，青少年期的历史是植根于摇滚乐的历史之中的。摇滚乐作为表达新兴的青少年亚文化的音乐之声，在20世纪50年代被创造出来。50年代的摇滚乐有着统一的风格，且它的目标受众主要是由中产阶级青少年构成的。青少年亚文化在60年代的分裂，必然导致他们的音乐偏好出现相应的分化。从70年代开始，青少年的音乐偏好依据小圈子的特殊世界观和行为风格，变得越来越具有符码色彩。不过，在这个符指领域也出现了一种有代表性的元符码，这种符码体现出整个青少年亚文化群体的诸多偏好。

　　让我们把说唱乐作为一个典型的例子来加以考察。正如我在第一章所探讨的，说唱运动起源于生活在贫民区或者类似于贫民区的非裔美国青少年当中，最初是作为一种自我表达和谴责社会现状的艺术手段出现的。到了20世纪90年代初期，说唱暂时成为音乐的元符码，这主要是因为它通过电视中的摇滚节目得到了广泛的传播。但正如我指出的，这种情况正在发生变化，就像人们会预料到短命的青少年元符码的情形一样。但不变的事实是，摇滚乐还会为未来的几代青少年生产出新的风格和潮流。

　　摇滚乐出现于20世纪50年代，是为了满足青少年的欲望和冲动。猫王、查克·贝瑞、小理查德和杰瑞·李·刘易斯等人的音乐都是喧闹的、粗糙的，且充满性意味和享乐主义。摇滚乐产生于身体的律动和本能冲动，而且直接激发了听众身上相同的律动和本能冲动。当摇滚乐在70年代日趋成熟时，很多青少年觉得这种音乐已经变得停滞和保守了。他们的兴奋感没有了。事实上，朋克运动就是要试图重温早期摇滚乐所具有的那种无拘无束的性粗野。但它是一个短命的运动，就像大多数青少年运动一样。究其原因，是由于它被媒体大亨们所利用，并且以风格化的方式推向了大众。一旦出现了这种利用，下一代的青少年必然要拒斥这种元符码，以此来宣告他们不同于上一代人的独立性。

摇滚到底是什么？如 J. 斯特恩与 M. 斯特恩（1992：289）所说，摇滚乐一直是"一种反主流文化的符码，一种在那些外在于成人主流社会并处于精神最佳状态的人们当中出现的近乎瞬时的部族交流方式"。鉴于摇滚乐在形成青少年人格的过程中起着重要作用，我们需要以符号学的方式对其进行分析。首先应指明一点，摇滚乐是与性肉体有渗透性关联的律动。从原始的、带有异教色彩的狂暴（如某些重金属歌曲当中出现的）到柔和而浪漫化的迷醉（在传统的爱情民谣中出现的），摇滚总是与性活动密切相关。

爱与性一直是摇滚乐的基本主题，反映着青春期性感受的具体形态。20 世纪 50 年代的歌词，有的将爱描述为迷恋——如保罗·安卡的"纯情初恋"，有的则直抒"性情"——如杰瑞·李·刘易斯的"气喘吁吁"。到了 60 年代，摇滚明星的歌词则力促社会变革。但这并不是说摇滚里就没有了爱和性。比如鲍勃·迪伦就将性与爱诗意地结合在了一起（Duncan 1998：190－1）。然而，远离主流摇滚的或许永远是那种纯情初恋的主题，尽管它有时也会重新出现在新潮少男少女的音乐（比如 80 年代的流行威猛乐团的早期音乐）当中。音乐中的爱和性越来越多地与享乐主义、攻击和剥削等主题相联系——这也许反映了一个更广阔的社会现实。

摇滚乐对肉欲的过分张扬往往并没有引起青少年的注意，因为这种音乐偏好是渗透性的，所以青少年没有这种意识。1983 年，迈克尔·杰克逊发行的《颤栗》专辑及录影带就是一个例子，这张专辑在全世界卖出了 2200 万张。歌曲《慌忙离开》（*Beat It*）就展示了一群怒气冲天的男青年想要寻衅打架的场景。当斗殴开始的时候，杰克逊出场来干预了，并突然唱出了动人的、律动感十足的"Beat It"。W. B. 基（1989：19－20）如此描述，专辑一发行，就有人对 300 名大学生进行调查，想要问问这首歌他们已经听了多少遍了。其中 51% 的学生听了不下 50 次，当被问及是否知道"Beat It"是什么意思时（当然，这是个口头俚语，意思是男性手淫），半数的歌迷说他们完全不知道；而剩下一半则试图进行解释——"音乐的节拍"、"去殴打某人"等等。调查进行了好几次，得到的结果相同。男性手淫这个主题完全没有引起青少年听众的注意。音乐录影带甚至还展示了那些舞蹈演员将他们的右手移过他们的生殖器部位，做出一种猛推的手淫的动作。顺便说一句，当被调查者得知这首歌的真正意义时，他们都觉得非常恶心。这个故事告诉我们，青少年很少注意他们所听和所跳的摇滚乐中存在的性意味。他们完全是以一种潜移默化的方式在应对这种东西。

青少年非常想学会各种新的舞蹈风格和时尚，这个事实不足为奇。对于所有的民族和文化来说，舞蹈都是再平常不过的事情了。这样一来，舞蹈就构成了一种显现意义的身体文本，其构造范围可以包括从回应本能律动的自发的身体摆动，一直到像古典芭蕾中"高雅艺术"的舞动。可以说，各种文化基于各种社会原因所创造和使用的舞蹈文本，都是身体冲动和需求的文化性的转变。

人不可能长时间保持静止不动。事实上当我们"被迫"保持静止时，我们的身体是排斥的。想象一下，让你一声不吭地在一个音乐厅里听一首冗长缓慢的钢琴奏鸣曲的乐章。不一会儿，你就忍不住要动一动、咳嗽一声或发出一点别的声响。在醒着时总想要动一动的这种需要，可能是一种与远古的生存机制相关的残留本能——因为攻击移动的猎物是很困难的！因此，从生物学角度来看，身体的运动曾经提高了我们的生存能力。当我们在某个时间点把这些运动组织起来，转变成文化层面的形态化运动之时，就形成了作为意指文本的舞蹈，并在这种新的思想和文化层面上再现了我们最基本的身体本能和需求。舞蹈以人类独有的方式在制造意义，因此可以将舞蹈视为艺术、工作、仪式、典礼、娱乐或者这些要素的结合。

格罗斯伯格（1992：181）就摇滚舞蹈和身体之间的关系做出了富有雄辩的论述："在摇滚乐中，青年的身体始终是一种既向他人也向自己展示的身体，并以此标明对活力和快感的歌颂。它们之所以重要是因为它们处于摇滚的核心位置。摇滚触动、分裂、繁育并驱使了摇滚迷们的身体。它创造了一种短暂的身体，用以抗拒青年人日常生活中的各种情感叙述和疏离体验。"

电视取代广播而成为传播音乐潮流的基本媒介，发生在 1981 年的 8 月 1 日：在这一天，全美有线电视网络设立了全天候的纯音乐电视台——音乐电视台（MTV）。音乐录影带现在成了塑造元符码音乐品味的主要源头。音乐电视台反映了青少年角色（人格）自 20 世纪50 年代以来所发生的种种变化。它传播了一些迫切、迅捷和超现实主义的意象，更重要的是，他传播了后现代的酷态形象。音乐电视台的表情无处不在。正如 J. 斯特恩和 M. 斯特恩（Stern and Stern, 1992：345）敏锐观察到的，音乐电视台"创造了一种语言，这种语言正好不适合表达那些复杂的思想，而适合表达酷的态度"。这种新语言构成了"一种理想的方式，去吸引那些关注面已经狭窄化的一代观众的注意力"。音乐电视台是一场没有故事或情节的表演。它完全是摆姿态和姿势。让人吃惊的是，音乐电视台让自身也陷入"关注面狭窄"的境地。到 90 年代初期，音乐电视台变得越来越缺乏新意和内容。而青少年一代及其态度的变化日新月异，速度之快前所未有。要让这一群新的青少年圈子享受多样化的娱乐，甚至对于那些试图塑造青少年态度的人来说，也已经成为一个大问题。

吸　烟

吸烟作为一种社会文本在青少年亚文化当中占有举足轻重的地位，它非常有助于我们去深入领悟文本——此处即吸烟行为——与演示文本的青少年特有的心态之间的关系。我将在这一段就我多年前在多伦多进行的一次研究的结果进行总结，借此一窥在青少年期吸烟的符号学意义（Danesi 1993）。下面我就简述我的研究成果。

将并无关联的身体动作和姿态建构成一套吸烟的程式，是由对酷态的性别符码的感知所决定的。最有可能吸烟的是那些渴望提升自己对同龄人的性吸引力的年轻人。如科尔曼和亨得里（1990：79）所指出的，吸烟这种行为形成了"一种获得吸引力与社交能力——尤其是对于异性的吸引力和交往能力——的可感方式"。

为了确认并记录吸烟文本的特征，多伦多大学于 1989 年建立了一个 5 人实际调查小组。两年之内，每位调查人员都接受任务，到多伦多市区的高中里进行观察，以记录吸烟文本的表现方式。在白天的重点时段，即那些青少年经常会聚集在教学楼之外闲聊、并开展有社会意义的活动之时，观察者就会坐在自己的车里，与聚合人群保持适当的距离，记录下吸烟场景和表现的种种特征（如身体移动、姿势等）。当然，这要在青少年上学期间聚集在一起吸烟的时候进行。

每个调查者都有一个特征表格，在调查期间他们会就相关情况填写表格。表格包含一系列与具体的身体运动相关联的范畴：

- 吸烟前的习惯动作：
  - ——常规动作的最初的程序是把烟放进嘴里
  - ——点火环节
- 手臂动作：
  - ——手指习惯性地夹住烟
  - ——弹烟灰的常规动作
  - ——胳膊习惯于在两次吸烟的间隙把烟夹进嘴里
- 吞烟吐雾的习惯动作：
  - ——吸烟的常规动作
  - ——吐烟的常规动作
- 身体姿势：
  - ——双腿的定位
  - ——头的移动
- 吸烟之后的习惯动作
  - ——掐灭烟头的常规动作

另外，对男孩与女孩进行分组调查，实际调查人员会根据他们的观察结果来填写表格，要么以男孩要么以女孩为观察对象。在两年的观察期内，他们共填写了 100 份表格——50 男和 50 女，其中有的还征得了被访者的同意，并拍摄了照片。现场调查者们的种种发现随后会被合并成一些普通的描述性论述，反映那些频率最高的行为。下面就是我们成果的总结，同时还附有两个青少年的照片。

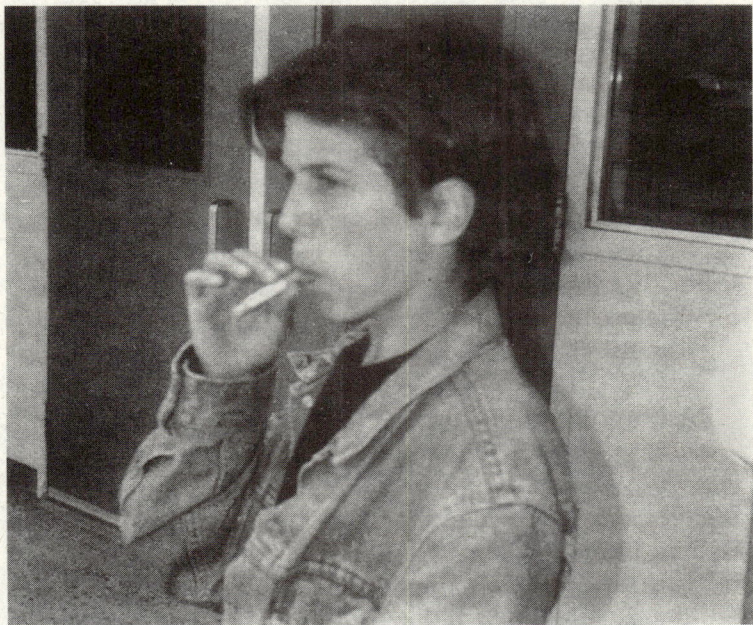

图 1　男孩把香烟放进嘴里

据观察，女孩子一般会采取一种缓慢的深思熟虑的动作，从烟盒里取出香烟放入嘴里；而男孩的动作则非常迅速，不假思索就放入嘴里。女孩子用大拇指和中指从烟盒里夹出香烟，但在把烟放入嘴中的时候，她们会改用食指和中指，动作缓慢流畅。而男孩子在取香烟和将烟放入嘴中时，使用的都是中指和大拇指，动作迅速潇洒。在点烟的过程中，男孩和女孩的唯一差别是动作的速度：女孩子一般会点燃火柴，然后拿火柴移近烟头来点，动作从容且持续时间较长，而男孩子演示这些相同的程序在动作上要简洁得多。

女孩子一般都是用食指和中指夹烟，在吸烟的时候手臂动作缓慢、迂回且呈半圆形。香烟一般都是放入嘴的中间。当女孩子手夹香烟的时候，她们一般会用食指弹去烟灰，同时用中指和大拇指夹住香烟。当手持香烟的时候，女孩子会摇晃持烟的那只手。留着长发的女孩会有意识的甩头，然后用手将头发向后捋起。而男孩则用大拇指和中指夹住香烟，以一种快捷、直接（短弧）的动作把它调整到嘴唇边，通常将烟放在嘴的一侧（以一种不对称的方式随个人喜好偏左或偏右）。男孩子要么像女孩子那样弹掉烟灰（由拇指和中指控住香烟，用食指弹掉烟灰）；要么更为常见的，通过摆动手，来让多余烟灰自然落到地上。

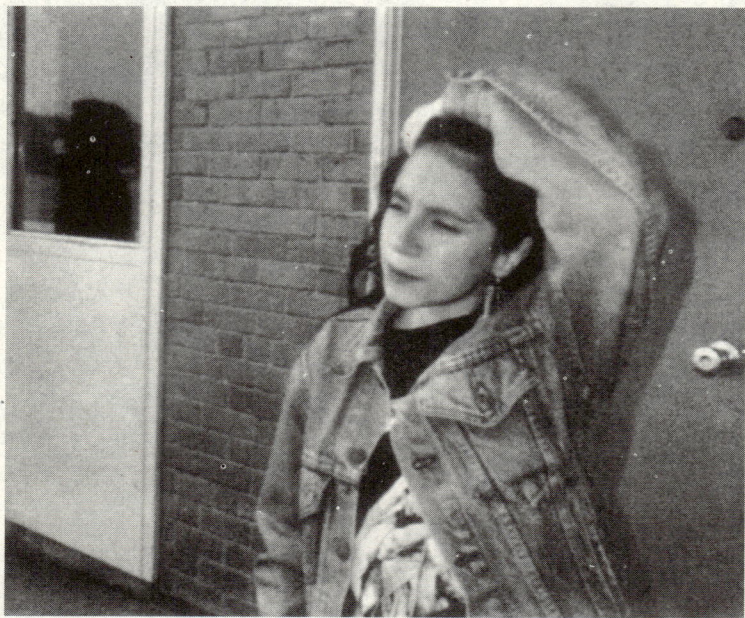

图 2　女孩吐烟

女孩子一般吸气时间很长，用鼻孔缓慢地吸气，然后将烟放在嘴里很长一段时间（很少吸入肺部），最后向上呼气，头部向上倾斜，同时甩头或者用手后捋头发。而男孩子则吸得非常快，烟放在嘴里的时间也较短（一般将烟吸入肺里），最后向地下呼气（头部稍稍下倾）。

至于身体姿势，女孩子一般会一腿向后，一腿稍稍在前，身体重量大部分落在后腿。头微微偏向一边，眼睛上瞟，在将烟放入嘴里的时候，不时摆动自己的头发。而男孩子则两腿稍稍分开，有点像跳马的姿势。他们昂首，在吸烟过程中眼睛直视前方。

最后，我们发现女孩子一般会将烟头丢在地上，然后用脚踩灭。而男孩子则将烟头夹在大拇指和中指间，然后用食指弹出去。他们很少用脚将烟头踩灭。

当然也有例外。然而，这并不重要。以上对青少年吸烟行为的描述构成了一个有性别符码的社会文本，它的根本原理就是对酷态的一种展示。吸烟行为是有内在关联的、有规律的、可预见的，扎根于有社会意义的背景（同龄人互动交往行为）之中。事实上，正是在这种同龄人的语境当中，社会性别符码化的吸烟文本才通过意指渗透而被接受。而且，事实上，当问及青少年为什么要吸烟时，他们的答案一般是，"因为我的帮伙中的其他人都吸"、"这让我看起来成熟些"、"感受复杂世界"等等（Rice 1990：304）。正如赖斯所说，吸烟是一种"社会应对机制"。

首先要指出的是，吸烟文本是一种通过身体渗透来传达感受男性气质和女性气质的方式。女孩子缓慢而迂回的手臂动作被我们的文化视为"女性化"身体图式（bodily schemas）的渗透性再现，而男孩子莽撞的动作则被视为"男性化"身体图式的渗透性表现。当然，这些图式通过媒介形象被强化了。

简而言之，女性的身体图式是女性性征（妖冶、肉感、纵情声色，等等）的渗透性展现；而男性的身体图式则反映了男性性征（坚韧、粗糙、粗野，等等）。当青少年的小圈子聚集起来演示抽烟文本时，可以说它构成了一种无意识的求偶仪式，这种仪式通过一些身体图式——反映人们对男女性征的文化符码感受——而展开。这是隐藏在可见的吸烟文本背后的潜文本（subtext）。在这些表演过程中，香烟似乎具有了一种拜物教的性质，并带有相当明显的阳具崇拜（phallic）意味（见谢伯克 1989 年的著作，其中就有拜物教的符号学分析）。它成了性或者色情的能指，按照青少年的性别以典范互补的方式被无意识地制造出来。

正如沙桑、罗斯马林和麦克丹尼尔（1992：98）所指出的："同龄人环境的社会动力是造成男女青少年吸烟模仿行为以及随后的吸烟行为的关键因素。"吸烟文本为青少年提供了一种具体的日常行为习惯，以顺应同龄人对男女之酷的期望。过去十年所有对青少年吸烟行为的心理研究实际上都表明，青少年开始吸烟主要应归因于它作为一种同龄人所认可的行为所具有的社会意义。这些研究都普遍指出，吸烟的青少年被视为有特征的人，而这些特征又被认为是拥有社会地位的标志。这些特征就包括"声望、不顺从、摆谱、喜欢有自己的圈子"（Chassin，Roosmalen，McDaniel 1992：87）。

外出闲逛

和吸烟文本一样，外出闲逛也是一种具有性意味的演示文本，其他物种在求偶期也有类似的表现。正如莫里斯（1990：185－93）所指出的，动物在发动求偶生育关系时会有许多种特殊的展现方式——跳跃、舞蹈、转身、翻转等等。外出闲逛就是在青少年集会中出现的一种常见现象，它也具有这种特征。这是一种由极端放松、懒散和冷漠所构成的精心安排的身体摆动形式。事实上，外出闲逛这个词恰如其分地描述了身体的动作状态，即手臂是如何在身体一侧晃荡摆动的，整个身体动作如何放松的，同时也恰当地描述了青少年表现出的那种若无其事、无动于衷和漠不关心的样态。

在外出闲逛的情境当中，当其他同龄人或竞争者接近或进入自己的圈子时，男孩子有时会通过攻击性的动作来表现"彪悍"的一面。这种强悍的姿态被用来强化自己对男性特征的感觉。这种"扮凶悍"的符号体系包括凶狠的脸部表情和粗俗的语言。但是，这种姿态却并不像它初看起来那样具有威胁性。莫里斯（1990：193）指出，很多动物的求偶展示在其他物种看来都有点恐吓和滑稽色彩，"但在同物种的动物看来，这些展示就是生殖环节中一种重要的交流工具"。

当然，外出闲逛的象征体系是通过意指渗透获得的。外出闲逛所包含的这些身体特征是在校园或购物中心这样的环境中慢慢习得的。在这些聚集当中，青少年都会展现出外出闲逛的行为。现代的大型购物中心为外出闲逛展示提供了得天独厚的条件，因为它有配合行为的舞台道具（饮食区、吸烟区等等），并且提供了一些给予他们关注和社会意义的人物（其他青少年、成人旁观者等等）。从某种意义来说，购物中心类似于行为学家（Immelmann and Beer 1989：174）所说的择偶场（lek）："（一个择偶场就是）一个集体的交配区域，雄性占有很小的一部分领地，他们完全用此来进行求偶和交配。雌性被雄性的展示所吸引，并走进这个场域，然后从雄性当中选择伴侣，通常它们会选择居于中间区域的雄性。"

　　事实上购物中心不再仅仅是青少年经常光顾的空间，它几乎成为所有身处市区或郊区的人们进行活动的场所。这不再仅仅是购物场所。商场可以同时满足很多象征性的需求：它为人类的社交活动提供了空间，因此减轻了孤独和无聊感；它提供了一种剧院式的氛围，宣示着消费主义乌托邦的美德；它透露出了一种安全感和稳定感；它让人免受汽车和机械的喧嚣世界以及尾气污染之苦；它让人免受恶劣天气的影响；而且它还表现出一种秩序井然的感觉。购物中心让人忘记了空间和时间——在这种氛围中，人们没有变老或时光流逝的感觉。难怪青少年在这些设施齐全的商业区会感到很自在，它们是真正的"梦幻岛"，青少年在这里可以把他们在学校和家庭中面临的种种问题抛在脑后。

第四章　青春期用语：青少年期的语言

中世纪以来，当青年人离开家庭的监管，聚集到诸如巴黎和博洛尼亚这样的学术中心去求学的时候，在这种学者群体中生活的学生们会创造出一系列变幻无穷的词汇与语句，去强化他们的群体认同，把自己与另外一些人区别开来。

埃布尔（1989：11）

1987 年 3 月 15 日的《华盛顿邮报》刊登了一篇文章，以相当雄辩的方式指出，俚语反映了青少年的总体习性。我们在此引用该文章的一段话，是因为它指出了重要的一点：青少年的语言反映了亚文化团体的团结，而且有助于思想倾向的形成：

有段时期，我们都用密码进行交流：青春期的语言。成人始终顽强地坚持他们一直使用的语言，这些词语不但对交流而且对确立一种思想倾向起着根本的作用。但是，在全国各地的校园里，那些激进的青年人正尽情地用新发明的词语和句法进行交流，希望能形成一个由"少数几个人"构成的小圈子，同时把"我们"排除在外。

事实上，年轻人从中世纪就开始使用俚语，来强化他们同龄人团体的身份认同，同时与成年人划清界限。例如中世纪的大学生生造了 *lupi*（狼）这个词，用以指代那些用方言土语而非拉丁语告发某人的间谍。如果俚语具有某种特定的社会功能，我们就不能将其视为一种越轨的交流行为。事实上，它是我们前面所描述的吸烟文本在口语方面的对应物。它也是青少年通过意指渗透所习得的元符码的一部分。

因此，在这一章中，我首先对俚语和青少年的口语元符码进行区分（Danesi 1988，1989a），然后再对这种元符码的特有特征及其包含的各种话语策略进行描述。在此之后，我将通过对一个典型的少男团体的口语决斗行为进行描述，来证明它是如何呈现小团体特有的特征的。最后我将简单报告我最近收集到的研究意大利青少年的资料，以此作为跨文化比较的样板，并得出自己的结论。

青少年从朋友那里偶然学来的那些特殊的声调、语词和其他言说模式，显示出他们是如何认识自己、他人和环境的。懂得青少年所说的话以及他们为什么如此说话，对家长和教育者均有显而易见的作用。

青春期用语与俚语

对青少年语言的研究让我认识到，青少年话语绝不能被简化到俚语的层面。相反，研究表明，青少年的说话方式构成了一套独特、易于识别的话语符码，进入青春期的青少年都会从自己身边的同龄人那里无意识地学到这套编码。也就是说，青少年的言语是一种社会符码行为，它从意指渗透中获得了自身的特性。青少年在选择他们的说话方式时，遵循的是同龄人构造起来的口语行为模式。

尽管青少年的谈话具有这种明显的特征，但是绝大多数研究者还是依旧将它等同于俚语。在我看来，我们更应该将它视为一种社交用语，不过我更倾向于将其称为青春期用语。因此，青春期用语可以简单地定义为青春期的社交特殊用语。它是一种元符码，就像服装和音乐风格一样。另外，它也像所有的符码一样，显示出不同圈子间的变化。

赫德森（1984：46—7）也发现，在一般的俚语与他所说的更特殊的青少年俚语之间存在着差别。后者是"青少年所使用的代码，并以此表明他们所认为的自身与成人之间的重大差别"。事实上，成人经常喜欢使用俚语去强化或者修饰他们的信息（Hughes 1991）。但对青少年来说，青春期用语是他们与同龄人之间最重要的口语交流方式。因此，我们可以说，俚语是一般大众会普遍使用的言语选项，而青春期用语则是青少年圈子内部所使用的特殊编码。

可以预见的是，青春期用语是一种口头的和短暂的符码，需要不断去适应同龄人社交活动和团体发展趋势所提出的不断变化的要求。我在其他著作中（Danesi 1988，1989a，1993b）所报告的调查数据表明，青春期用语有一个限定的话语范围。青少年一般只谈论与他们的圈子成员有直接关系的东西。如果将整个可能存在的话语领域划分为三类主要的主题——即谈论抽象的东西（理念、概念等）、谈论事务和事件以及谈论他人——那么，在我看来，很显然，青少年大都在谈论与他们圈子最近的他人（朋友、团体成员、家庭成员）。当然，这是典型的第二性认知形式。甚至当青少年谈论与酒精消费、音乐或与聚会相关的活动以及性这样的抽象事物或事件时，他们的谈话也是特意指涉他人的（"我讨厌那种音乐因为巴布喜欢"，"出去闲逛很不错，尤其是与玛吉一起出去"等等）。简而言之，青少年的话语一般都围绕着当前发生的事件和那些生活在他们现实世界当中的人。

在这一问题上，也许我们可以采用本书提出的意指渗透这一概念。可以说，像青春期用语这样的代码是意指双向渗透的结果。从同龄人的接触中潜移默化习得的行为特征，这显然是一个双向的过程：也就是说，同龄人彼此相互影响。单向的渗透需要某个孤立的有机体来接收和加工当前环境中那些在生理上可见的信号（Meyer-Eppler 1959），而双向渗透则需要那些共同参与的有机体来接受和处理周边环境中的信号。这些有机体共同参与的系统互动和反应的模式，规定它们所属的类群的交流系统。所有生物有机体的共同因素就在于这一事实，即双向渗透允许对当前环境中出现的信号进行即时的接收和阐释。正如吕施（Ruesch 1972：83）所正确指出的，双向渗透的交流是"自然的组织法则"。

各种特征

青春期用语究竟是什么样子？它有如下几个特征，人们一听即可辨识出来。几年前，我用磁带录下青少年在学校和聚会场合彼此交谈时随意说话的语音样本。这些录音是在他们不知情的情况下采集的，为的是避免侵扰他们的说话行为（Danesi 1989a）。其他带有隐藏磁带录音机的青少年也答应收集合适的说话语音样本给我，我能够收集到的这些材料让我得以列出三种基本的话语编程类别：情感语言程序（Emotive Language Programming）、隐含语言程序（Connotative Language Programming）与圈子编码语言程序（Clique-Coded Language Programming）。

情感语言程序

青春期用语尽管有很多种形式，但它首先是一套情绪表达的符码。例如这种语言可以通过改变语调和音调来表达夸张的情绪倾向。这无疑说明了青少年有突出他们主观情感意识的需要。当青少年用拖长的重音说出"太神奇了！"、"呸！"和"太棒了！"等语词的时候，会做出相应的肢体动作和面部表情，他们是想让别人关注他们的感受和态度。在社会交往中，青少年总是喜欢从情感方面而不是逻辑方面来想问题。情感语言程序（ELP）指的就是青春期用语的这种特征：即情感语言程序指的是在青少年当中存在的普遍趋向——说起话来喜欢使用策略和技巧，使用强化了的语言标记（提高或降低说话的速度，过多使用语调升降曲线和富有表现力的语音变调）。

诸如"他真……可爱（He is sooooo cute!）"，"她太……棒啦（She's faaaaar out!）"，"太神……奇了（That's amaaaazing!）"这样的说话方式，是情感语言程序模式中最常见的例子，通过拖长重读元音来强调表达情感的语词。而像"我们给她打电话（?）"（用表示疑问的语调）——"但她不在那儿（?）"（同样的语调）——"那我们就挂电话（?）（同样的语调）"这样的说话方式，就显示了有规律的升调（就像在所谓的反义疑问句中那样）。这种典型的情感语言程序话语特征可能显示出在青少年的思想世界中确保完全参与对话的需求。情感语言程序在插入语、感叹词和嘀咕中也有大量的运用，这反映了青少年想要别人不断关注他们的感情、意见或态度的需求。骂人的话也是情感语言程序的显现。夸张的讽刺或玩笑（"别管我！"）以及对安德森和楚吉尔（1990：18-19）所说的填充词（fillers）的运用——如"好像（like）"这个词（"好像，我给他打了电话，但是，好像，他不确定，好像，他自己，好像，能否过来"）就反映了表达中无意识的迟疑，这些都是情感语言程序的另一项特征。而诸如"太棒了（awesome）"、"太牛了（major）"、"太次了（this sucks）"、"气死我了（pissed off）"、"笨蛋（shithead）"这样的表达方式以及所有的脏话都反映了随时随地表达情感的需求，以此确保自己的感情在话语文本中强有力地表现出来的需求。

对语言学家来说，青春期用语的这些特征并没什么值得大惊小怪的。从物种起源的角度来说，在进化的早期阶段，言说必然起的是一种听觉—口语模拟系统的作用。这种功能的残留例子依然有很多。我们经常会使用头韵或声音重复的方式去获得各种表达效果：例如"唱唱（sing-song）"或"别—别（no-no）"。我们通常会为了强调而延长发音，如"是……（Yesssss）"或"不……（Noooooo）"我们一般用语调来表达情绪状态，去强调或去使人震惊："你真的确定吗？"，"才……不！"等等。这里，顺便说一下，卡通画和幽默连环画的语言就充满这种声音模拟的说话技巧。口语描述通常都是拟声词——例如一个阴险小气的人一般被比喻为毒蛇，被人描述成"狡猾的（slithery）"、"油滑的（slippery）"、或者"鬼鬼祟祟的（sneaky）"。这种例子不胜枚举。情感语言程序首先是一种基于声音来制造意义的形式。尽管一个群体或文化所说的语言在时间进程中会发展为一种根本符号化的符码，但有充分的证据表明——无论是从儿童学习说话的方式上还是从语词自身的本性上——语言最初都是通过声音编码形成的。詹姆斯·乔伊斯在他1939年出版的伟大小说《芬尼根的守灵》当中，让语词的声音在我们的头脑里回荡，激起了我们对声响的记忆，让我们回想起我们第一次学习说话时这些语词是如何向我们一字一字地

"展现声音"的。乔伊斯的散文的能力在于它能够深入到口语声音创造的最深层，能够将我们隐藏的各种体验——第一次恐惧、第一次快感等等——置于意识的指引之下，并且允许我们对其进行编码。乔伊斯的叙述中的一个词能牵引出一系列的词，这一系列的词在声音或节奏形态上与第一个词有关。语词能够留存在我们的脑海中，依据的不是语义范畴或字母排序，而是所谓的"经验邻近性"：语词之间凭借声音或节奏产生记忆上的彼此相关性，因此一个词包含的特殊的声音或节奏形态就会让人联想起另一个词当中同样的声音或节奏形态。这就是乔伊斯为何在整本小说中所造之词依据的都是与其他语词相似的声音和节奏，因为这样就可以激发出语言最原始的创造力。这也是为何乔伊斯的句法依据的不是概念范畴，而是经验范畴的原因之所在。他的"故事情节"只能慢慢"体会"，不可做"理性的推断"。

"情感的（emotive）"这个术语也被罗曼·雅各布森所使用，用来指如下事实：说话人的感情、态度以及社会地位等因素聚合在一起，构成了他或她在特定语境下组织言语文本的具体方式。根据不同种类的信息，情感功能有着程度的差别：比如诗歌文本就比单纯传递信息的文本要更富于感情。雅各布森将言语文本对受话人产生的作用——生理的、心理的、社会的等等——称之为意动（conative）功能。

在日常自然的谈话录音以及我对几位青少年所进行的采访录音当中（Danesi 1989a），都可以发现情感语言程序的范畴，并且显示出情感语言程序是青少年话语程序中的主导范畴。我统计了一下采访对象所说的所有独立的句子（完整和省略的），而且用这些被视为显示情感语言程序范畴的句子来代表总的百分比，我发现在青少年的话语中，近 65％ 的时间都会出现情感语言程序。

情感语言程序也具有性别符码的色彩。例如男孩子往往会更多地使用停顿的技巧和填充词（Andersson and Trudgill 1990：18）；而女孩子则更喜欢使用"附加语"收尾，如"你知道的？"尽管如此，酷男酷女也同样具有一些相同的情感语言程序特征：说话时缓慢而从容、大量说脏话、在交流过程中希望占据主导地位、视对方为听众。

隐含语言程序

青春期用语的第二个特征，是具有强烈的隐含意义倾向。青少年会为描述他们身边社会环境里的人与事去造新词——如"白痴（twit）"、"笨蛋（bubble-head）"、"讨厌鬼（slime-bucket）"等等，这在他们以符号方式组织现实的活动中居于核心地位。隐含语言程序（CLP）是指青少年喜欢生造描述性词语或以高度隐含的方式扩充这些词的含义的倾向。隐含义（Connotation）在青少年对现实进行言语模仿的行为中居于核心位置。

隐含语言程序的大部分内容以隐喻为基础。在过去的 20 年中，认知心理学和语言学领域对隐喻的超多研究，已经让我们很难将其归为与其他一些语义系统相等同的次范畴。霍华德·波利奥与他的合作者在 1977 年就已经指出，一个普通的讲英语者每周大约会创造出 3000 个隐喻（Pollio et al. 1997）。这样的研究明确说明，隐喻绝不只是话语修饰或者可有可无的选择。相反，它构成了话语程序最基本的方面。

尽管对隐喻的关注可以上溯到亚里士多德，但对其与认知和交流之间关系的实验性研究却是相对晚近的事情。自从 20 世纪 70 年代起，各个领域的科学家们对隐喻投入的关注是如此强烈，以至于我们根本不可能只对他们的研究数据做简单的了解。如霍夫曼（1983：35）在 10 年前所说的，隐喻在科学和哲学领域已经成为一个"炙手可热的话题"。这项研究的最大发现是，隐喻是语言和认知的一种内在特征（见 Danesi 1989b，Nuessel 1991，其中有对相关理论和成果的综述）。

对隐喻的研究总体上揭示了话语程序中很多令人好奇的东西。例如字面的解释永远不可能传达出隐喻的全部内涵：隐喻中存在着大量的概念化内容，儿童通过隐喻去表达他们对事物间相似性的认识，绝大多数话语都以隐喻为基础等等。关于隐喻的发现确实非常多。我们完全可以说，当我们累积地来看时，研究似乎都显示，起码一部分人类思想被"编程了"。

拉科夫和约翰逊在语言学领域内的著作（Lakoff and Johnson

1980；Lakoff 1987；Johnson 1987）对于探讨隐含语言程序或许最合适了。这两位学者的核心思想是，我们最普通的概念都是通过隐喻形成的。在拉科夫和约翰逊看来，隐喻很可能构成了对我们大多数共同的概念进行表现的基础，而它的构造甚至引导着我们开展感受、思考和行动的方式。

依据隐喻话语程序可以将隐含语言程序描述如下：这是一种很大程度上无意识的策略，可以将青少年对他人的看法转化为语词。我们以下面的假设情境为例，来说明这种程序是如何运行的。让我们假设一个女孩子不喜欢她九年级的某一男同学。她不喜欢他是因为他不够酷。事实上，他被她的朋友们贴上了"呆子"或"傻子"这样的标签。他的举动让她反感。看到他又高又瘦、满脸疙瘩，她也会把他称作是"疙瘩杆（pimple-pole）"。通过这个隐喻，我们可以看到这个女孩将这个男孩外貌的几个方面——容貌（疙瘩）、瘦高身型（杆子）——组合成一个适宜于描述的词汇来表达她的感受。这就是隐含语言程序的基本运作。

安德森和楚吉尔（1990：88－9）在一项有趣的研究中，让 55 名 13—14 岁的青少年去描述一个"蠢人"。很明显，他们的目的就是要考察我所说的青春期用语的隐含语言程序特征是如何发挥作用的。

或许对于隐含语言程序范畴最有启发意义的发现，出现在我多年前进行的一次采访当中。我要求三位 13 岁的少年用他们自己的方式去解释"呆子（nerd）"、"笨蛋（dork）"和"怪胎（geek）"之间的差别。其中一个受访的孩子将"呆子"解释为"社会边缘人、男性、油腻腻的、整晚研究化学、反正是我不想搭理的人"。另一个则这样描述"笨蛋"："可以为社会所接受，尽管他经常丢三落四。"而第三个孩子则补充说："笨蛋不是一种永恒状态。"然后其中一个受访者将"怪胎"描述为"不洗澡的人，看起来瘦瘦的、油腻腻的、令人厌烦的"。另外一个则指出，还有一种特别的"怪胎"，在他的学校人们一般称其为最讨厌的人，即那种"浪费氧气的人"。

在 1991—1992 学年，我也采集了一些数据，用以说明在多伦多市中心上学的女孩子在谈论同校男生时，隐喻如何构成了她们的表达方式。在一位同学的帮助下，我们收集到下面的隐喻表达。在所有情况下，下面的句子都可以转换为一句话来表达："他真帅。"

隐喻性的概念	例子
对于那些被认为男孩对女孩产生"负面影响"的行为的反讽性模仿	他真下流。 他真坏。 他真差劲。 他真沉。 他真傻。
将男孩子比做动物及相关概念	他是头雄鹿。 他是只苍蝇。 他很狂野。 他是个猎物。
将男孩子比做珍稀的让人崇拜的物体、实体或地方	他是辆法拉利。 他是林荫大道。 他棒极了。 他是神。 他是阿多尼斯。 他是颗钻石。
从引起性刺激的身体特征来表达对男孩子的感受	他是个热情的至爱猛男。 他热得发烫。 他太酷了。
将男孩子比做可口的食物（暗示想"吃他"的欲望）	他是牛肉。 他是块大松饼。 他是个汉堡包。 他真甜。 他是块大圆面包。

将男孩子比做视觉的	他是个艺术品。
尤其是雕塑艺术作品	他像是雕出来的一样。
（因此让其带有审美的品质）	他是个好坯子。
	他可以上杂志了。
	他如画般完美。
	他比例匀称。

卡梅伦（1992）最近所做的一项研究表明，一种类似的以隐喻为基础的隐含语言程序，为男孩们指称阴茎提供了基本用语。卡梅伦发现，除了在整个文化中通行的日常用词之外，受访人还将阴茎比喻成一个人（如"威利 [Willie]"、"他的陛下 [his excellency]"、"庞然大物 [the Hulk]"等）；一种动物（"蛇"、"眼镜蛇"、"鳝鱼"等）；一种工具（"起子"、"钻头"、"手提钻"、"凿子"等）；一种武器（"水枪"、"爱手枪"、"激情步枪"、"粉红鱼雷"等）；或者一种食物（"爱的冰棍"、"香肠"、"猪肉"等）。

埃布尔（1989）为我们提供了丰富的调查数据，来说明青少年语词形成所涉及的"动力机制"。她的例子有点年头了，是从大一新生（青春期后期）那里收集而来的。尽管如此，她收集的词汇也正好说明了隐含语言程序范畴是何等的广泛和有体系。隐含语言程序的动力机制包括如下内容：

动力机制	例子
旧词新用	赏识（preesh [源于 appreciate 一词]）
加词缀法	超级贱人（megabitch）
	怪诞族（geekdom）
	比萨节（pizzafest）
组词	派对动物（party animal）
	比萨男（送比萨的）
	喜笑颜开（beam out）（做白日梦）

	查看（check out）
	明朗化（jell out）（放松，无所事事）
将一些词的某一部分组合在一起	恶心（vomatose）＝呕吐（vomit）＋昏迷（comatose）
将语词缩减	bod（身体）
	bro（兄弟）
	spaz（痉挛的［spastic］）
首字母缩拼法	BK（汉堡王［Burger King］）
	MLA（强烈的唇部运动［massive lip action］，热吻）
拟声构词	barf（呕吐）
	yuck（恶心）
	blimp boat（大胖子）
押韵	balls to the walls（紧张、狂乱的状态）
	sight delight（英俊的男子）
说唱（从非裔美国人那里借来的话语）	Yo（问好）
	blow（唱歌）
	jive（给假情报）
改变日常语词的意义	简单（easy）（可通融、容易讨好）
	激进（radical）（在聚会上很狂野）
隐喻和转喻	号角（电话）
	癌症棍（cancer stick）（香烟）
	狗（没什么吸引力的人）
	瘪三（wimp dog）（没个性的男人）

　　总之，隐含语言程序是青少年无须认真投入就可以进行价值判断的一种方式。如埃贝尔（1989：93）所说："俚语（青春期用语）为青少年提供了一种自发的肯定和否定的言语反应，以便回应同龄人群体的典型处境，可以让说话者看起来可以在不必采取某一立场或暴露他们自己感情的情况下作价值判断。在顺利的情况下，俚语（隐含语言程序）可以提供一些用来肯定、赞同和逗乐的语词，而在糟糕的情况下，俚语则可以提供一些用来安慰、同情和鼓励的语词。"

　　特雷莎·拉博弗（1992）所收集的数据显示出隐含语言程序的某些有趣的方面，后者与我们此处的讨论有很大关系。她用数据说明，大学生（青春期后期）能够识别出各种不同的隐含语言程序条款。例如90.42％的受访者都可以识别出"jock"这个词，而"fleabag"这个词则只有6.51％的人可以识别出来。这清楚地表明，青春期用语因地域的差别而有所不同，只有一部分青少年生造的词语在大范围内获得了流通或者取得了元符码的地位。除了"jock"这个词，拉博弗指出，下面这些词语也已经取得了广泛的认同："糟糕"（suck）（96.17％）、"酷"（91.57％）、"报废"（wasted）（88.9％）、"厉害"（awesome）（84.67％）。她也提供了用于界定各类词汇的不同的材料，同时也说明了哪些术语会更容易被男孩或女孩、白人或非裔美国人、城市居民或郊区居民、公立学校学生或私立学校学生、东岸受访者或西岸受访者、大一或大二的大学生所理解。她的研究所呈现的图景显示出了两种普遍的情况：第一，有些词语在所有类型的青春期用语当中都畅通无阻（如"酷"这个词）。这些词凝结成青春期用语的元符码。第二，青少年的说话方式也存在着许多的差异和变化。

圈子编码语言程序

　　因为青少年所属的圈子不同，青春期用语也会有所差别。圈子编码语言程序（CCLP）指的就是如下情况：青春期用语构成了一种确立同龄人圈子联系纽带的方式。这种程序也指各个圈子都会使用的那种话语。青少年一般只谈论与他们的群体成员直接相关的事情，正如库珀和安德森-英曼（1989：239）所敏锐指出的，圈子编码语言程序一般出现在策略性的行为中："掌握各种语言特征，表明了交往策略方面的能力在不断增长，从而可以了解那些适合于特定社会性别和同龄人团体成员的行为和语言模式，并可以对其进行调控。"

应当指出的是，情感语言程序、隐含语言程序和圈子编码语言程序这三类范畴都是青春期用语符码的普遍特征。当然，每种范畴所产生的符号都会有所不同，且流通时间有长有短。事实上，情感和隐含的这两种具体语词会极端迅速变化这一事实说明，这些范畴的生产能力非常强。青少年的词汇是特别易变的。正如埃布尔（1989：12）所指出的："与整个语言中的词汇变化——这一变化有时需要几个世纪——相比，俚语词汇的变化频率大幅度地加快了。"有趣的是，有些词语的生命力却比其他词强大："酷"和"女孩儿（Chick）"可以追溯到 20 世纪 50 年代；"醉了（stoned）"在 60 年代就有了；"轮子（指小车）"和"糗事（bummer）"则在 70 年代就已产生。

情境关注

青春期用语在很大程度上取决于语词的策略和战略价值以及说话者所选择的声调模式。交谈是一个有目的指向的行为，用伦佐·蒂托内（1977）的术语来说，语言给说话人提供了一些工具，用于表现或者外化他们的"自我驱动（ego-dynamic）"状态。谈话人要通过协商、操控和说服等策略不断提出以自己为中心的日程和目标。迪·皮德罗（1987：41）将这种现象称为策略互动（strategic interaction），或者称之为与他人交往时对语言带有目的性和技术性的运用。

对青春期用语的研究表明，自我—驱动状态在话语程序中非常有效。青少年对外界的情感反应看起来指导着他们在说话时如何去选用词语和句法。青少年经常费尽心思地阐述一条信息的字面意思或信息内容，以便能将他们的听众带入"情境之中"，这显然是为了吸引对方的注意。我们可以将这种特别的策略称为情境关注（SF）。下面就是一则以情境关注构建的言辞案例。注意：在情境关注的信息中，青少年以相当生动的方式描述了他们的工作场景以及自己对这种场景的感受。

由信息内容构建的言辞	因情境关注构建的言辞
一个青少年可能会用如下的信息内容结构把信息传达给他或她的同龄人："我一直在麦当劳工作。"	同一个青少年，由于厌倦了自己的工作，可能会这样传达信息："我包装汉堡馅饼都一年了。"（这与以信息内容构建的句子不同，更强调工作场景。）

　　研究话语和人类互动的传统是悠久而灿烂的。一些学者的重要研究表明，话语会大大超越语法所限定的信息传递内容。这涉及如下一些决定要素：谁对谁说什么，在何时何地说，如何及为何要说。也就是说，这涉及场景、信息内容、参与者以及每个对话人的目的等背景参数。所有这些背景要素在决定言说行为所采取的具体形式方面，都起着关键性的作用（对言语作为交流过程的研究所作的最新的精彩评述，可见 Goodwin&Duranti〔1992〕的成果）。

　　我们可以将情境关注定义为青少年使用的一种互动策略，即通过将他们的同龄人带入说话者的生活阅历范围，从而传达自己的感受。这个术语不同于雅各布森（1960）广泛使用的"意动功能"一词，后者被用于描述那些旨在对受话人产生影响的言语行为。但是，它与 C. 古德温和 M. H. 古德温（1992：181）最近所说的"评估（assessments）"一词颇为相似：即这些策略可"为参与者提供智慧，让他们可以联系自己所从事的更大的项目来展示他们对事件和人物的评价"。

　　那么，情境关注又是如何运作的呢？情境关注的运作方式就像是一块透镜在扫描生活领域中有情感意义的各个区域，由情境关注构成的言辞为对话者展现了这个领域的具体特征，以引起对话者的注意。用这种方式，说话者可以对其情感状态或关于情境的感受提出评论。在某种程度上，情境关注证实了这样一句意大利谚语：舌头总会碰到牙齿。也就是说，不管怎样，情感状态总会表现出来。

在我自己对青少年所进行的实际调查中，我会在一个小笔记本上记下我认为是或怀疑是情境关注的句子。下面引用的这几个为数不多的例子，是从我的"'语言学家'小黑皮书"中摘录出来，也足以说明情境关注是如何在青春期用语当中表现的。

情境关注的例句	信息内容分析
"嗯，我觉得整天看着一个煎锅，这么说，还行吧。"	这是一个女孩子对她在麦当劳兼职的评价，她努力想要让我明白，她的工作是如何无聊和无趣，尽管能有这份工作她也十分高兴。
"我研究男人的打嗝能力，呃，都有一年了。"	一个女孩子，在她与男朋友分手之后，跟我说了这些，为的是向我语含讥讽地说明，适应他的那些恶习是多么困难，而最让她受不了的就是他打嗝的习惯。
"我都没法再让我的柱子（"柱子"指阴茎）挺直再做下去了。"	这是一个男孩跟他的朋友所说的话，想要表达自从与女朋友分手之后，他的性欲也减弱了。
"呃，她嘛，好比说，都15岁了，周六晚上还窝在家里。"	这是一个青少年跟我说的，她的朋友没有像她期望的那样进入社交生活。很明显，这个和我说话的女孩是经常参加聚会的。

言辞对决

青少年话语的一个非常有意思的方面就是要让自己在圈子内获得权力。十几年以前，马尔茨和伯克尔（1982：207）注意到，尤其是男孩，当他们学会如何操控他们与同龄人的言辞交往时，他们往往更能占据优势。男孩在所有的交往模式中，一般都是通过使用语言来达成目标、取得主导地位、吸引和维持听众的，而当其他说话人想要抢风头时，他们便会强调自己的地位。实际上，马尔茨和伯克尔证明，男孩彼此都在检验对方的语言技巧，以期能占得上风。那些语言技巧笨拙的人要么成为边缘人，要么不得不接受在同龄人圈子居于次等角色的命运。

为了收集青少年话语这一方面的数据，我们在两个月的时间内对多伦多的一个男孩圈子的成员进行观察，录下了他们在自发的谈话背景当中的口语表达。这个圈子介于邓菲（1963）所说的圈子周期模式的第一和第二阶段之间（见第二章）。其中包括 10 个年龄介于 14 岁到 16 岁之间的男孩子，他们有着不同的种族和族裔背景，并且都就读于多伦多西北区的一所典型的郊区高中。所有的受访者都来自中产或中产以上的家庭。那些男孩子把自己视为规范派（参见第二章），这是一种"一般的"同龄人圈子，没有什么显著特征。

数据收集的方法包含两个过程。首先要制订计划，如何在日常的交流语境下，记录自发的口头交流样本。为了确保受访者对我们的录音行为毫无察觉，我们需要其中的一个青少年做内应，当他与同伴进行交流时，随身藏着录音机。经过几轮"隐秘的"录音之后，其他的圈子成员意识到他们被录音了。尽管如此，他们同意让我继续录音，前提是我必须删除所有涉及的具体人名。事实证明，虽然他们意识到自己被录音，但这并没有影响到他们谈话的自发性。这并不奇怪，正如米尔罗伊（Milroy，1980：60）也发现的那样，群体的规则非常强大，外界的采访或录音设备对他们几乎没有任何影响。在两个月的时间里，我们录下了他们在一些相应的情景中（校园、聚会、外出闲逛等）所说的话，编辑成 5 个小时长的自发谈话文本。第二个程序要求我临时参与一些群体活动。这样我也可以与群体一起外出闲逛，并亲眼观察成员们如何交往。

在外出闲逛的环节中，我进一步认识到，其中有 4 个正在竞争圈子领导的青少年说话最多。而其他弱势的成员则很少说话，或只有被问及时才说话。这个团体把自己简称为"伙计们（the guys）"，且将女性排除在外。尽管如此，有时候女孩也会加入谈话，尤其是在聚会环节。女孩的出现看起来并没有改变圈子成员的话语风格。

情感语言程序的特征在录音中不断以"晕晕乎乎（stoned out）"的表达方式表现出来。这一描述反映了团体领导人的说话习惯，即拉长音节，就好像咕哝或者慢吞吞地说话那样，结束时会突然提高音调，给人造成说话人已经微微醉酒或处于吸食大麻后的"飘逸"状态中的印象。这与拉长语调慢吞吞表达的风格有着惊人的相似之处，这种风格与 Cheech&Chong 在 20 世纪七八十年代所拍的电影有关。

频繁地使用脏话（另一个情感语言程序特征）被当做一种策略来使用，既可以表示团结，也可以让圈外人吃惊。然而频繁地使用这些词，似乎最终会减弱它们的情感效果，从而仅仅成为交谈的开场白或口头礼仪。在这两个月之后，当我已习惯于这种震惊效应的时候，这些语词的语义负荷几乎已经不存在了。

我录下了许多可以证明圈子特有的特征与元符码的隐含语言程序特征同时出现的例子：

圈子特有的隐含语言程序

- "猛击（sock）"、"击我（sock me）"、"你挨揍了（Ya'got socked）"（"to sock"的意思是"用拳头重击"）：这种表达一般用于反击某个被羞辱或者被藐视的人。

- "cheap"、"Don't do the cheap"：意思是通过逃避或"用简单的方法"做违反圈子规则的事。

- "Kooratz"：这个圈子对怪人、傻子、弱智的特殊称谓。

- "He got Mansonned"（这指的是查尔斯·曼森、杀人犯和邪教领袖）：某个已经堕落或让人感到羞耻的人。

我们应该注意到，青少年认为隐含语言程序项专属于圈子的话语风格并且与语境密切相关。脱离语境的使用以及圈外人的使用会让圈子成员感到羞辱。实际上，在我使用他们圈子特有的隐含语言程序项用于交谈目的的时候，这种情况就发生过几次。

我们在这里需要特别说一说对"哥们（man）"这个词的频繁使用。这个词以"晕晕乎乎"的风格出现，几乎成了由四个字母构成的词。作为圈子编码语言程序的一项特征，它显然是作为一个维持圈子认同的词汇在起作用。同时它也是对群体成员社会性别——圈子成员的首要条件——的口头确认。

在口语对决中对侵犯性和猥亵性语言的策略性使用，对确立男性圈子内部的领导权有极其重要的作用。埃德（1990：67）将这种口语决斗命名为仪式冲突（ritual conflict）："仪式冲突很典型地涉及两个同龄人之间的相互辱骂，通常是在其他同龄人面前，将这些人视为观众。这种行为在本质上是竞争性的，每个男性都试图用更聪明、更大胆、更明确的侮辱性语言占得上风。"

仪式性交流的目标是"保持镇静"，不让对手发现自己心存胆怯。埃德（74）指出："以一种无所谓的方式应对那些甚至带有人格侮辱性的语言，是成功参与仪式性辱骂过程的必备技巧。"口语对抗的技巧是在频繁参与斗嘴交流的过程中慢慢发展起来的。因此，那些经常与群体出去闲逛的人，在口语决斗中就显得游刃有余（Labov 1972：258）。其中观众的身份类似于批评家。如果对抗的结果是以一方在口头上击败另一方而告终，那么观众无一例外地就会取笑贬损失败的一方。下面就是一些取笑的话：

哎哟！你被涮了！（Ouch! Ya' got rocked maaan!）
你挨揍了，哥们！（Ya' got burned maaan!）

言辞对决是为了获得权力。这种对抗使圈子成员可以象征性地击败对手。取胜的策略不可避免地要涉及高超的情感语言编程能力和隐含语言编程能力，只有具备这些能力才能编出更有效的侮辱性语言。这种技能在群体中很受欢迎。下面这些对失败者败后的抵罪性评论进行的嘲讽性回击，被群体赋予了一致的支持率，它就是一个赢取言辞策略的典型例证：

> 我是这场比赛的霸主。
> 是，手淫霸主（Master Bater，胜利的反击）。

这种交流通常都是非常简单直接的。如果游戏一方反应稍慢或让人不满意，他将受到观众的嘲讽和羞辱。反应迟钝会让人们觉得不够机灵。人们把他当成傻子和白痴。很少有人对这种侮辱一笑而过，因为人们认为这种消极行为对群体有很大的伤害。

想要在语言对抗中占得上风，其中的一个根本原则就是用下流的语言谈及对方的家庭，尤其是母亲。

语言对抗中频繁出现的对抗策略，就是侮辱对方的身体特征（头发、阴茎、身高、体重等）。另外，侮辱性语言的新奇和力度都增强了侮辱的效果。先前使用的言辞技巧被认为不再那么有效了。一个语言博击者，如果他用一些毫无想象力的手法，马上就会因为使用些陈芝麻烂谷子的东西而招致批评——这种批评在我们的录音中十分常见。

在言辞对决当中，侮辱对方的性取向也是一种十分有效的攻击方式。并且，圈子成员对同性恋的指控十分敏感。

还有一项发现是，一个男孩最想具备的有声望的素质就是能娱乐圈子内的其他成员，且能逗得他们大笑不止。取得"小丑王子（clown prince）"头衔的成员在任何交流中都可以有足够多的时间随意说话。正如马尔茨和伯克尔（Maltz and Borker，1982：210）所观察到的，想要取得小丑王子的地位，该成员必须以诙谐聪明的方式把故事和笑话说给别人听。为了维持这一地位，他必须能够面对并最终能够赢得其他成员的挑战。下面摘录的一些片段就反映了圈子内的各个成员是如何彼此竞争，以取得小丑王子的地位的：

> 想象着做一个裁判，哥们儿。
> 是哦，做一个裁…每十分钟都被大骂一通。

想象一条鲨鱼正在咬你，哥们儿。

想象！你知道当鲨鱼在咬你的时候，它们是闭着眼睛的吗？

想象一条蛇正要咬你。

嘿，哥们儿！

　　在这一事例中，我们看到，其中的幽默具有类比的特征。裁判的类比是发生在受访人在看曲棍球比赛转播的情况下。这引发了一系列的反驳，都是关于动物的类比。那个最善于进行幽默反驳的人就在那个时候取得了小丑王子的地位。但是，之后他的"王位"会不断受到挑战。

　　录音所揭示的另外一种语言技巧可以称为"最好化（besting）"。这种语言技巧的目的就是回忆大家的共同经历中最有意思的事情——最"好"的事情。话题通常就是聚会、电影、约会和体育运动等。请看下面的例子：

我们看 Cheech&Chong 吧，哥们儿。那电影是最牛的。

不错，他一提到这个就像吃了开心果一样。

那是最有意思的。

我抽了这么多，哥们儿，没什么可以影响到我，哈哈。

最牛的情节就是汽车在公路上那一段。

不错，当烟一直往外冒的时候。

哦，最好的情节还是最好的演唱会，哥们儿。

是，是，他可是最棒的。

　　最先提出大家共同经历中"最好"的事例的人就是赢家，他的确是其他人里最好的。在上面的例子中，那个提出演唱会场景的人被所有成员视为赢家，就是因为这是电影中最好笑的场景。

　　这项研究的主要发现就是，在一个团体中，如果成员想要取得权力，他就必须具备良好的语言能力。一个青少年要善于使用语言技巧，例如骂人，有效地利用隐含语言程序特征，想出新奇的语言来对抗语言挑战；有效地利用讥讽和威胁语言，面对对手和观众能保持镇静；有利用幽默产生效果的能力，并知道如何唤起大家的共同经历。当他拥有所有这些能力时，他便爬到了圈子的顶端，获得了荣誉。事实上，圈子的领导人就是那些能够很好掌握语言技能的人。在言辞对决中占得上风就是获得了象征性的权力。如泰能（1990：139）所指出的，幽默是男孩话语中最为重要的一项特征，在女孩群体中就并非如此，因为讲笑话是男孩争取地位的方式。尽管在北美文化中，说那些涉及女性身体的猥亵笑话已成为禁忌，但正如巴雷亚（Barreca，1991：55）所注意到的，这些笑话"依然是所有男孩群体的主要特征"。

跨文化比较

最近，我在意大利对青少年语言模式开展了一项后续研究。这一研究的目的是要查明，以上假定的青春期用语范畴在另一文化语境中的有效性到底会有多大。与我合作的还有另外两位调查人员，我们录下了一些住在那不勒斯并在当地上学的青少年的言语样本，并且对学生们进行了访谈。

17 个学生（从 15 岁到 17 岁不等）接受了采访。三个范畴都出现在了他们的语言中。情感语言程序可以从这些语句中得到体现："Devo, mmmm, dire che, mmmmm, non capisco, mmmmmm"，意思是："我得……说……我不明白……"，这里面的"mmmmmm"与英文中的"好比说（like）"起着相同的作用。升调、夸张化的戏仿以及诸如此类的技巧，在青少年的言辞中也伴随性地普遍存在。

在调查中，我们也发现，隐含语言程序范畴在造句方面很有用。下面的例子可以证明其在意大利语中所起的作用：

- "togo"就是指某个帅气、健壮且有幽默感的人，与英语中的"cool"几乎可以等同（意大利语有 bello、stupendo、divertente 等）。
- "grasta"就是一个患白痴病、愚蠢且奇怪的女孩，与英文中的"失败者（loser）"几乎可以等同。

　　我们花了一周的时间在这所学校录下了 87 个这样的词。在意大利其他地区所进行的调查也得出了类似的结论。例如德·保利（1988）就把生活在米兰、博洛尼亚以及其他北方城镇的青少年的语言称为"摇滚的语言"，因为他们的语言受英美摇滚音乐中语言模式的影响非常大。

　　事实上，跨文化的比较已经表明，青春期用语在青少年期已成为一种独特社会范畴，这在所有文化当中都可以见到。通过诸如音乐电视台这样的英语频道的全球传播，世界其他许多地方的青少年都在模仿北美的青少年。世界范围内有关青春期用语的数据已经说明，全球的青少年都生活在同一种符号世界当中。青少年用他们学到的特殊的元符码创造了一个心灵世界，并在其中共同生活和行动。

第五章　青少年的未来

商业方式的调控把年轻人带到各种群体认同、价值和行为模式当中，这些调控都借由他们的个人化偏好达成。

W. B. 基（Key 1989：12）

现在看来，推动我做这些观察和评论的动力——正如我在"前言"中说明的，已经变成了一种符号学的分析方法，可用来解释 10 年前我听到我女儿的同学所说的"酷就是扮酷啦！"那句话所隐含的意思。对于那些生活在我称之为青少年期的当代社交领域的居民来说，扮酷就要求知道如何在同龄人观众面前着装，如何为同样的观众塑造出合适的身体意象，什么样的摇滚乐最流行，与哪些圈子一同外出闲逛，如何抽烟，参加哪些聚会，如何有策略地说话等等。正是这些符码（某一圈子专属的符码和元符码）构成了酷态。这些符码是通过我所谓的意指渗透过程习得的，而这一渗透过程包括了渗透性的生物倾向与社会认知的相互作用。在我所进行的整个观察与分析当中，我努力在建构一个隐含的社会学主题：青年人并非总是如此。青少年期是 20 世纪中叶在北美社会当中形成的一种社会现象。

当代的青少年有一种可识别的角色（人格）特征以及维持和滋养这种角色特征的文化语境。摇滚歌手以及媒体中的青少年原型有助于显示和维持现代青少年的风格、举止和心态。总的说来，学业上的成功对于当代青少年来说已经成为次要的事情，至少在青少年早期更是如此。拥有并且熟练掌握适合酷态的符号系统，成为他们首先关注的问题。所有这些实在很具有反讽意味，因为当代青少年角色（人格）的塑造主要是通过强制性的学校教育进行的。事实上，正是高中的校园环境为青少年提供了他们在其中规划社会生活的最初场所。正是在学校里，他们有了自己的密友，并且与他们一道外出闲逛、参加聚会和共享各种象征符号。

青春期是一个过渡性的发育阶段，必然会对身体和情感方面出现的那些体现青春期变化的特征做出各种文化性的回应。在我们的文化中，这些回应已经被凝聚到和青少年期有关的符号系统里面去了。现在，青少年的行为比以往更多地以同龄人创造的符码为依据。

可以肯定的是，这本书中列出的有关青少年角色的符号学草图，有些时候是被夸大了，不是每个青少年都渴望扮酷。事实上，高中里坐满了那些埋头苦学的青少年，他们想要取得好成绩，总体上没有受到青少年亚文化及其要求扮酷的影响。但是我们也可以说，酷态已经成为青少年社会发展状况的"症候"：也就是说，越来越多的青少年都表现出了我所描述的形象的某些方面，哪怕有的只是以一种类似的方式。

今天的北美地区，青少年的经验不可避免地呈现出极度多样化的特征，因为青春期的启动具有高度的可变性，比如城市社会有许多来自不同种族的青少年，并且大城市里的青少年生活在充满差异的社会—经济条件当中。另外，我相信，生活在我们文化中的大多数青少年都意识到了我所描绘的这种形象的各种特征，而且，在他们青春期发育的各个时刻，他们都会展现出其中的某些特征。

在结论这一章，我将对青少年期现象提出自己最终的看法。首先，我会对青少年和媒体进行考察，并最终就高中在对青少年期进行社会塑造方面所应起到作用做出评论。然后，我会结合有关青少年期的新神话来讨论一下有关童年的神话。最后，我会就后现代（"后—后—现代"？）青少年所居住的这个世界究竟会成为什么样子这个问题，给出我自己的"符号学预言"。

青少年与媒体

　　媒体是不是就像很多人所宣称的那样，成了行为塑造者？是电视和广播生产出了青少年期吗？或者就像 W. B. 基（1989：13）所说的那样，从"他们在摇滚演唱会上大嚷大叫，随后就出现在宗教复兴的聚会上"这一点上，是不是就可以认为青少年就是媒体的牺牲品？

　　W. B. 基强调了媒体在塑造个体行为方面所起的作用，他的这一观点在很大程度上是正确的。对快餐、酒精和其他媒体所推销的物质的消费不断增多，从某种程度上说，无疑是受到了电视广告的影响。事实上，我们在一定程度上也可以说电视传授了各种行为模式。正如施特拉斯布格尔（1993：173）所言："电视给孩子提供了关于性别角色、解决冲突以及求偶和性满足模式的'脚本'，这些是他们在其他任何地方所无法找到的。"但是，在我看来，电视对青少年所产生的影响具有一种模仿的性质。电视作为青少年行为的塑造者所产生的影响力，远不如它作为一种意指渗透（潜移默化的力量）来得强大。尽管青少年是在无意间吸收了电视节目和商业广告不断传播出来的信息，尽管这些信息会对他们的行为产生下意识的影响，但是，今天的青少年主要在这些媒体影像反映或强化了他们已然确立的圈子行为的时候，才会受到它们的影响。在我看来，青少年主要受同龄人渗透作用的影响。事实上，青少年正是受到同龄人的影响，才会去看某类节目，去买某些摇滚乐的磁带或录像等等。同龄人的渗透对青少年人格的塑造力量要远远强于媒体模仿的塑造力量。我认为，说电视针对青少年生产的节目和影像强化了已经形成的酷态模式，也许更为准确。媒体大亨们更热衷于提取并强化那些在青少年行为当中已经存在的模式，而并无意于传播那些创新的东西。在 20 世纪 50 年代，青少年所观看的美国露天音乐台这个节目在传授元符码（音乐偏好、时尚、发型等）方面起了关键的作用。但这个舞蹈节目只是反映了青少年事先就倾向于模仿的东西。正如古德温（1992：187）所指出的，甚至像音乐电视台这样的当代节目本身也没有破坏文化主流的价值系统。相反，它反映了流行文化中本已存在的"某些变换"。

不过，我也知道电视在当代文化中所起的作用是不可低估的。20世纪30年代后期，西方几个国家就开始提供电视服务。例如英国广播公司在1936年就开始定期制作节目。到40年代初期，美国就有23个电视台在运行。不过，直到50年代初期，当科技取得了长足进步后，北美居民才能够买得起电视机。于是，电视名人很快就成为家喻户晓的人物，被神化成活跃涌现出的"神人（deities）"。演员和播音员成了名人。人们开始越来越喜欢围绕电视节目来规划他们的日常生活，焦急地等待着他们喜欢的节目能准时播出。我仍然能记得在50年代和60年代初期，人们在星期天晚上参与艾德·苏利文秀的狂热情景。像猫王和披头士这样的表演者只要在这个节目一露面，马上就会成为神话般的英雄。到70年代初期，电视已经不再只是一种技术先进的娱乐媒介了。今天，人们指责电视几乎导致了从肥胖症到街头暴力的所有事端。

在20世纪50年代和60年代，电视节目迅速发展成今天的样子——即一种社会文本，并且不断适应日益增多的社会群体的观看习惯。今天，北美98％的家庭都拥有一台电视，且大部分家庭还不止一台。因为卫星通讯的进步，我们现在甚至可以认为自己"参与"到了这个世界其他地区正在进行的争端和战争之中。的确，在今天这个时代我们大部分的信息、智慧、娱乐和生活模式都是从电视文本当中来的，或者与之有着莫大的关联。人们越来越依赖电视，就像吸毒成瘾者必须按时服用某种化学物品一样。心理学研究不断指出，一些人几天不允许按时看电视，就会像瘾君子一样，出现"类似于戒毒过程出现的症状"。

就像伟大的加拿大传播学理论家马歇尔·麦克卢汉指出的那样，电视这种媒介已经变成了信息。因此，我相信，它对认知会产生很大的影响。但这些影响并不限于青少年，在整个人类当中我们都很容易发现存在着三种影响。我将它们分别称之为神话化效应（mythologizing effect）、事件虚构效应（event fabrication effect）和信息压缩效应（information compression effect）。

我用神话化效应来指如下事实：电视给电视名人染上了一种神话

般的色彩。就像任何一种特权空间（一个平台、一个讲道坛或其他任何一个精心构建的、旨在将关注的焦点和意义传递给人们的场所）那样，电视通过将他们"纳入其中"来创造神话英雄。所有的媒体人物都被注入了神话的品质，因为观众只能在电视创造的虚构空间之内来"观看"他们。

我用事件虚构效应来指电视带来的一种感受状态，即诱导观众跟着它不断将生活中一些稀松平常的事情转化为极为重大的事件——如竞选活动、演员的绯闻和时尚潮流等等。人们通过观看"新闻 60 分钟"这个节目，然后决定到底谁有罪、谁无辜；他们会靠收看奥普拉秀或热尔多访谈来决定某些行为是好是坏；他们会通过看警察抓罪犯的节目来感受公正和正义的道德情感。一场经过电视报道的暴动往往成了重大事件；没有被报道的则等于没发生。这就是恐怖分子为何对"上电视"如此感兴趣的原因，他们的要求能不能得到满足倒在其次。上电视这一事实正好让他们的所作所为具有了事件的性质，因此也就具有了重要性。政治和社会的抗议者经常通过新闻媒介来表达他们的意愿，然后在摄像机前戏剧性地展示他们的游行示威。像世界系列比赛、超级杯或者斯坦利杯总决赛这样的体育赛事，在电视上也被转变成困难重重的斗争。而像约翰·肯尼迪的被刺、越战、水门窃听等事件则被改编成有预兆性或预言性的历史事件，其意义甚至类似于那些伟大的经典戏剧对古代文化的重要意义。说电视已经成为历史的制造者和记录者，也许并不算夸张。电视是人们现在体验历史的方式；而且，反过来，电视也在塑造历史。20 世纪 60 年代末和 70 年代初，从越南战争前线传送到家家户户的恐怖场景对军方和社会都产生了重大影响。最近，甚至有人想出了更让人难以置信的场景：当柏林墙被推倒的时候，站在一边的一位东德青年升起了一面音乐电视台的旗帜。正如安德森（1990：233）所说，在"那些喜欢保存琐事的人（trivia-keeper）"看来，"收看英国王子查尔斯迎娶戴安娜的电视场景的人，比人类历史上同一时间所有庆祝这一事件的人还要多，这实在有些不可思议"。同样让人感到不可思议的事情还有：在电视剧《达拉斯》热播期间，很多重大的国际事件都推迟了一年才报道，只因为人们"想一直看下去，想要知道到底是谁枪杀了 J. R. 尤因"。

　　而我所谓的信息压缩效应指的是如下的事实：电视这种媒介在全球范围内将事件、信息等迅速呈现到我们面前，基本上没有给人们留下时间反思它们的含义。这种信息压缩效应已经创造出一种感受信息及其意义的新方式。我们已经共同形成了一种短期关注的范围，后者要求信息内容的多样化和快捷化。就好像我们已经习惯了大量的被切碎的、打包的和预先简化的信息，以至于我们形成了一种对信息和视觉拟像的心理依赖。在我看来，这种影响就是许多青少年为何更愿意看电视而不愿看书的原因。让青少年在下班或放学之后再去看书，对他们来说简直是一项艰苦的工作，因为他们必须在各种认知层面上对书的形式和内容进行解码。因此，在信息获取方面阅读过程就显得漫长，而看电视则非常轻松。例如在新闻广播期间，节目、字幕和评论都非常迅速而简洁。人们将这些信息设计成各种易于理解的、视觉上引人注目的片断。斯图亚特·尤恩（1988：265）指出："在这样一种风格环境下，新闻是不可理解的。"新闻所要传达的事实会受到某个具体新闻节目的风格化特色的影响——同样的事件，因报道该事件的记者的不同，观众会看到不同的解释。就像尤恩（265-6）恰当地指出的："不同的民族和人民每天都被归类并装进那些贴有'好人'、'恶棍'、'受害者'、'幸运者'等标签的箱子里，风格成了本质，现实反倒成了表象。"

　　在上一个十年，有一项技术创新已经把信息压缩效应更深入地确立在我们的头脑之中：这就是遥控器。事实上，这种设备在1956年就由一个名叫罗伯特·阿德勒的人发明出来了。但直到20世纪80年代，遥控器才成为电视机的必备装备。遥控器对我们观看电视的方式产生了重大影响。更为重要的是，它使进一步的信息压缩成为现实。当我们对某个频道的内容感到厌烦时，我们坐在舒适的观看座位上所要做的全部事情就是手握遥控器，随便浏览丰富的查看选项，这个过程很快，根本无需要思考。我们用这个万能的小设备寻求瞬间的满足和控制感。在家中观看电视的时候，谁掌握了遥控器，谁也就拥有了对其他人的绝对控制权。

　　因此，我也认为，电视对青少年有很大的影响，但这不是某些心理学家所说的那种影响。我所谓的神话化效应、事件虚构效应和信息压缩效应确实影响到人们对信息的认知处理，但是这并不会诱发异常或暴力行为。对青少年行为产生影响的最大根源乃是同龄人之间的交往。

高 中

毫无疑问，在我看来，正是北美青少年必须就读的高中（和初中）为圈子提供了环境，使圈子型的行为得以形成，并允许他们顺其自然发展。高中已经成为青少年社会化的主要场所，就在这里，意指渗透产生了构成酷态的行为符码。但是，我们也必须认识到，并不是所有的青少年都将学校视为社会领域。正如埃克特（1988：188）所观察到的，尽管大多数的青少年"将学校及学校里的活动作为他们生活的中心"，但依然有一些完全"拒绝学校霸权的人"。后者就是那些离家出走和在街头流浪的孩子，他们现在生活在主城区的闹市核心地带。这些孩子创造出了一种街头浪子型（streetwise）的青少年期和酷态。

高中的环境为20世纪50年代的青少年提供了社会空间。但那时学校的中心还是学术。社会化仪式主要还是在课外时间进行的。但日复一日，高中成了确立和稳固圈子关系的活动中心。学业成绩成为次要的事情，起码对高年级学生来说是如此。但即便在那时，在学术兴趣或者与工作相关的兴趣取得主导地位之前，无论是在特定的圈子当中还是在整个高中社群之内，学生们一般都将他们在高中的最后时光视为获得最高社会地位的最后机会。

友谊的形成、圈子内忠诚的建立、青少年与圈子之间冲突行为的发展以及社会人格的形成等等都是在高中阶段发生的。学校是一个封闭的社会系统。新来者必须通过入校仪式；在校成员对外来者心存疑虑，因此外来者需要校内成员的推介；失败者会被边缘化。青少年在这里学会了性与暴力，而且性和暴力都是真实的！没有高中，就没有青少年期。

关于童年期的神话

我们可以说青少年期构成了一个神话，就像童年期一样。如我们在开篇所讨论的，像童年期和青春期这样的范畴，反映了各种文化感知生命周期当中的不同生物意义阶段的方式。也就是说，这些范畴试图把我们的生物学传统与共有的解读能力联系起来。

一旦文化将生命周期划分为几个不同的范畴，便会产生一种趋势，将理想化的原型特征与这些范畴所要表现的东西关联起来。这些都会凝聚成神话，每一神话的主题和动机都被认为是表达关于人类生活的重要真理。事实上，人们认为生命的各个阶段构成了各种故事，其叙述的细节因语境而有所不同，就像讲故事一样。事实上，我们可以毫不夸张地说，思想具有一种"叙事"结构，通过故事，神话的形式将自己彰显出来，而这是所有个人和文化都会创造的东西。

对神话叙事如何描述文化起源和基本经验的研究可能与文明本身一样古老。在古希腊，出现了一场关于神话的故事制造与理性（或逻各斯）的争论，其目的就是要探讨世界到底发生了什么及将要发生什么。例如色诺芬尼、柏拉图和亚里士多德都对神话大肆批评，认为神话只是对现实的象征解释的工具而已，它没有将理性作为可靠工具，去理解外在的世界和内在的人类经验。但是古代的辩论以及理性科学方法的出现，并没有消除人类文明对故事的需要。相反，在历史进程中，人类一直无法摆脱这种癖好，即通过叙事——无论是真实的还是虚构的——去解释我们是谁及我们为何在此的原因。尽管在"科学"和"技术"这样的探索领域内，我们依然存在（或者总是存在）深深的疑虑，即怀疑叙事性的解释模式在构建理性科学的整个大厦时依然起着根本性的作用。

在罗兰·巴尔特（1957）看来，诸如童年期这样的文化神话是我们神话思维的反映。童年隐含着"天真"；老年则隐含"智慧"。例如在早期的好莱坞西部片中，神话式的"善"与"恶"二分法表现在英雄与恶棍的衣着上——白衣与黑衣。运动会是好人（主场的运动员或队伍）与坏人（客场的运动员）竞争的神话戏剧。为"大事件"而准备的整个排场，如世界棒球赛或美国橄榄球超级杯，都具有仪式的性质，与古代军队出征时的盛况类似。事实上，整个事件就可以被视为一种神话式的战斗。"主队"象征着（军队的）步调一致，明星队员（勇士）的英勇强壮以及教练（军队将领）的能力都对支持者（作战部队中的一方）产生感情上的影响。比赛（战斗）在道德层面上展开：这是一场正义与美好对抗邪恶与丑陋的战争。人们要么将运动员视为英雄而热烈欢呼，要么将其视为恶棍，大肆贬低。人们从道德层面来解释胜利，即正义战胜邪恶的斗争。正如电视和广播所不断宣称的那样，比赛是"真正的人生，真正的戏剧"！

很明显，神话在所有文化中都具有强大的情感力量。如果没有神话，文化就只能在最基本的水平上表达残余下来的功能。体育赛事取代伟大的战斗，这些景观反映了我们对仪式和戏剧性表演的需求。又如 16 岁的生日聚会体现了一种"过渡仪式"，这种例子比比皆是。人类世界就是一个神话的世界。

在浪漫主义运动期间，童年期被打造成神话，善良、爱和正义被视为是未受文明污染的人所具有的品质。这些"高贵的野蛮人"被视为是人类的"孩子"。这些观点在以前的时代并不存在，甚至在今天也不普遍。在中世纪和文艺复兴的绘画中，没有"儿童"的出现，至少不像我们现在所认为的"儿童"。那时绘画中出现的"婴儿"与"儿童"更像小型的成人。

在 19 世纪的工业革命之前，大多数人都生活在农业地区。稍大些的孩子就必须帮忙做农活。在成人和儿童间并不存在很大差别——人们将儿童视为稍显弱小的成人。在工业革命期间，生产活动的中心从农村转向了城市，这也迫使很多人背井离乡，来到城市（城市化）。这种城市化同时也导致了新的社会秩序的建立，催生不同的角色范畴和任务，这使儿童摆脱了先前的责任。这时，一种新的神话诞生了，这种神话将儿童视为与成人完全不同的存在，儿童需要在学校学习、玩耍等。童工法通过了，义务教育也确立了。远离工业劳动的恶劣现实，儿童开始具有了一种新的纯洁的身份，完美无邪、天真未凿。直到今天，我们依然认为儿童应是生活在诸如迪斯尼乐园一样的"梦幻岛"上的。

正如马歇尔（1992：10—11）所指出的，19世纪之前：

> 人们并没有将儿童——且不说青少年，视为一个独立的群体。他们被视作小大人，应该与成人有着同样的言行举止。例如婴儿能够爬行并不像我们今天所认为的那样具有意义。看到别人的孩子在地上爬，人们一般会将这种行为视为应该予以矫正的动物行为。一旦儿童可以站立，就会有设计好的特殊衣服，来让他们一直保持站立的姿势。

格罗斯伯格（1992：171）将这一分析延伸到了青年的概念：

> 青年的意义就是他们会保持一种不确定的状态。这不只是范畴的历史建构问题，也不是它与成人之前的其他范畴（童年期、青春期、"成人初期"）之间的含混关系的问题。这也不只是说青年的指称物就是斗争的场所；因为意义的确立也是不断变动的。对青年的研究可以成为一个和年代学、社会学、意识形态、经验、风格以及态度相关的问题。

儿童的身体、思想和人格的成长过程和青年人是差不多的。他们与成人有所不同，并非更好也非更坏。儿童的这些形象，如"纯洁"、"天真"等，都是神话的组成部分，而非童年的心理或社会现实。儿童本身对纯洁或天真是毫无概念的，除非有人告知。

也许正如海伦·费希尔（1992：233）所指出的，童年的神话之所以会产生是因为人类与其他灵长类动物不同，"人类会在儿童断奶后的10到20年时间内继续抚养自己的后代"。结果就是，人类的童年几乎"比猩猩和其他灵长类动物要长一倍"。

因此，童年就产生了其自身的象征秩序。想想我们为什么要给孩子买玩具。想想在1983年圣诞购物季的时候都发生了些什么（Solomon 1988：77—93）。那段时期是椰菜娃娃（Cabbage Patch Doll）疯卖的时节。家长们不惜重金，也要为自己的女儿买到一个这样的玩具，其价格甚至被炒到了几百美元。成人也彼此争抢，希望能买到存货。

一个玩具，一个简单的玩具，怎么能够产生如此大的影响？对于一个符号学家来说，只有那些具有神话意义的东西才可能产生这么剧烈的影响。为了一探究竟，让我们分析一下玩具的符号性质。为什么我们要给儿童买玩具？我们给他们买什么样的玩具以及为什么要买这样的玩具？

比如我们会给儿童买具有人类特征的玩具——玩偶或动作英雄。有意思的是，每个椰菜娃娃都附有一张"领养证（adoption papers）"。这对于玩具最终的所指来说是一个具体的线索。人们给每个玩偶都取了一个姓名——从 1938 年佐治亚州的出生记录中随意抽取——就像所有的命名行为一样，它授予玩具一种人格和人的实在（human reality）。而且，由于计算机化的生产，每个玩偶就不一样。这样，在儿童的心目中，玩偶就变成了有生命的东西，就像所有那些有名字的东西一样。玩偶为儿童所生活的现代核心家庭（在这种家庭中，儿童必须要有父母和监护人员）提供了宝贵的人际接触的经验。玩偶是"人的替代品"。在某些文化中，有些人宣称可以通过对做得和"受术人"一样的玩偶做些事情，就会使"受术人"身心受到影响。在我们的文化之中，儿童会对他们的玩偶"说话"。这些玩偶仿佛是其拥有者诉说需要和表达沮丧的"倾听者"。玩具为人类交往的深刻需求提供了一种慰藉。现在我们就可以理解，为什么椰菜娃娃会如此风行。父母不只是在购买一个简单的玩具；实际上他们是在为他们的孩子购买兄弟或姐妹。

为儿童购买玩具这种想法与童年期的神话正相符合。儿童总想与对象物体"玩耍"。我们可以为对象物体赋予意义：扫把可以成为宝剑，石头可以成为足球等。那些具有回忆价值的东西（如某人亲人的礼物）具有强大的意义力量。如果它们被"误置"（如从卧室拿出去），就会导致个人的情感动荡，这是因为我们的人格是投射在物体之中的。玩具是我们自己的延伸。玩具，正如北美一家著名的玩具连锁店的名称所宣传的，"玩具就是我们自己（Toys R Us）"。在很多方面，我们因不能经常与孩子在一起而产生内疚感，但给孩子买玩具就能让我们稍觉心安。另外，我们所买玩具的类型就构建了关于性别的神话：多年以前，人们给小女孩买芭比娃娃而给小男孩买兰博玩偶，为的是让他们对男女性别有着明确的意识。芭比娃娃代表了我们这个文化对女性特质的看法（被动、关注外表等）；而兰博玩偶则代表了我们对男性特质的看法（富于侵犯性、强硬、爱国）。我们关于性别与童年期的神话已有所改变，因此我们给孩子们的玩具也有所不同。毫无疑问，玩具的意义价值还会不断改变。这就是人类文化的本性。

青少年期的新神话

在 1946 年至 1964 年间，北美出现了一次前所未有的婴儿潮。在那段时期，共有 7700 万婴儿出生（Grossberg 1992：172）。因此，20 世纪 50 年代会出现文化年轻化以及随之而来的青少年亚文化现象就毫不奇怪。1957 年，新的青少年消费市场价值一年就超过了 300 亿美元。青少年期在很大程度上是为二战后的经济需要而建构确立的。

可以预见的是，就生物连续性来说，新形成的社会范畴已经确立了自己的神话。青少年现在在行为、思想和动作方面都有着特定的模式。这一神话由成人构建而成，并通过成人的机制（如电视）而得到强化，这并非由青少年自身主动形成。青少年对他们的神话视而不见，就像儿童一样。20 世纪 50 年代的电视节目如 "OZ 家庭秀（The Adventures of Ozzie and Harriet）" 就是要塑造新的青少年人格，以适应新兴的神话。这种人格有着新的身体、新的行为符码，以及一系列新的审美趣味。在 60 年代，媒介所描述的青少年 "变老了"，他们更具社会责任感了。这种神话的改变也是因为新的现实状况。现在，如 "飞越比佛利" 这样的节目中的青少年拥有了 50 年代的某些原型特征。但当今的后现代社会并没有那么简单，OZ 秀中温馨和谐的家庭关系已经堕落为《奉子成婚》（Married... with Children）中那种可怕的、无意义的戏仿行为。节目中的父亲邦迪，已经被完全解构了。他是个应受谴责的角色，他碰巧结了婚，碰巧有了孩子，而这些孩子跟他一样无耻浅薄。邦迪，是对电视中的婴儿潮父亲符号进行解构的产物。他是那些聪明智慧的父亲的反面。邦迪是 50 年代的前青少年，依然向往着自己独特的青春期的印记。

在此，我需要对《奉子成婚》做进一步的讨论。这事实上是一出"解构性的"戏仿——对传统家庭价值和角色带有严厉指责的模仿。节目爆料说，扮演邦迪的演员在现实中就和邦迪一样。20 世纪 50 和 60 年代的电视节目构建了一个田园诗般的父亲神话。甚至连电视剧的名称——《老爸最知心》（*Father Knows Best*）、《与父亲生活》（*Life with Father*）——都明确表明，这一神话是基于家庭内的父权家长制和父亲权威。这种父权制式的神话在 60 年代末和整个 70 及 80 年代开始受到了许多节目的挑战。另外，对父权制神话构成挑战的还有一些塑造强势的、独立的女性形象的节目，在一个正在解构的父权制世界中，这些女性努力在社会上和职业上获得独立。女人们取得了一种新的形象和地位，而男人们则不断被降级为阿奇·邦克那样的反英雄式人物。邦迪是一个被人唾弃的莽汉角色，他对家庭问题束手无策，经常自怨自艾。他的妻子佩吉则留着低能的发型，总想让邦迪对她性趣盎然。而他们十来岁的儿子巴德·邦迪，是个窝囊废。他的姐姐凯莉浅薄无知，只对性有兴趣。这个家毫无甜蜜可言。邦迪一家是对电视中呈现的传统家庭形象——充满温暖、道德感、成功和崇高的理想——的讽刺性刻画。剧中的他们粗野愚蠢、无能失败、平庸且愤世嫉俗。这部电视剧传达出了很多社会信息。但最为关键的一点是，它讽刺了那些把自己的爱建立在孩子取得的成绩之上的父母；它批判了男性沙文主义和剥削儿童的现象；它讽刺了两性关系以及女性性征的社会观念。

在这场解构神话的运动中，有意思的是，"科斯比一家"（The Cosby Show）在 20 世纪 80 年代居然取得了巨大的成功。我们可以找出很多理由，来解释这种想要回归 20 世纪五六十年代父权制的节目的成功。首先，科斯比是个真正的喜剧演员，他可以让自己的形象深入人心。但更为重要的是，《科斯比一家》与 80 年代可谓相合无间。在整个 70 年代，像"全家福"（All in the Family）和"杰斐逊一家"（The Jeffersons）这样的节目是反偶像崇拜运动的产物，这一运动旨在打破所有种类的权威模式和人物。但到了 80 年代，随着新右翼道德主义的上升——这可以从加拿大和美国的保守党当选这一事实看出，父权制家长权威的神话再次回归。观众又一次在电视中寻找既强势又体贴的父亲形象。科斯比就是这样的完美人物。科斯比是我们这个文化中父亲形象的完美体现。这是一个成功的故事。科斯比与《老爸最知心》中的安德森之间的真正区别是，科斯比的妻子与安德森的妻子有所不同，前者在父权家长制的神话中扮演了更为积极的角色。"科斯比一家"的家庭场景成了一个模板：亲情融洽、家庭成功，所有的家庭都该如此。在一个充满道德虚无和动荡的社会中，它提供了一种确信和信仰传统的象征。

邦迪是对那些依然生活在"猫王文化"中的人的戏仿。人们总是饱含深情地回忆他们年轻时的经历（初吻以及派对上遇到的新鲜事）；他们依然怀念那个时代的歌曲和摇滚明星；他们继续像年轻时那样打扮自己。当然，这并无特别之处。所有时代的大作家们都会写到初吻和年轻时的生活经历。但是这种情感结构的文化格式塔图式已发生转变。20 世纪 50 年代的"前青少年"一代依然狂热崇拜猫王，这实在值得研究。猫王卒于 1977 年 8 月 16 日。从那以后，去他故居朝圣的人就络绎不绝；他的唱片和影片不断发行；许多歌迷甚至在自己的家里为他设立神坛保存遗物（一瓶汗水或他家地毯的一角）。最近，猫王甚至出现在美国的邮票上。当我们认真去思考青春期时的感情是变得多么强烈，它留给记忆和人格的印象是多么难以去除时，我们可能会感到既好笑又不安。

今天，很多中年父母都在经历一段艰难时期，要去面对并接受他们的青少年子女的新的行为模式。一方面，他们的担心与不安也不无道理。抽烟酗酒、派对、甚至吸毒，这些都成为了当代青少年的酷生活方式。另一方面，在我看来，很多父母经常与自己的青少年孩子处于对立状态，因为他们没有认识到自己与他们孩子之间的代沟。很多父母没有认识到，就像原始部落的成人一样，作为长者，他们应该变得更为明智，应该为他们的后代和文化谋福利。既定的经济利益促成了年轻人与成年人之间界限的消除。邦迪就是我们文化中这一最终带来危害的趋势的象征。

我们在本章的开头提到过，我并不同意很多心理学家的观点，青

年人并非电视的牺牲品。儿童与青少年更容易被他们的家庭和同龄人
影响。在我看来，在电视暴力和社会暴力之间并没有必然的因果联
系。电视引发了历史中的战争吗（如 20 世纪的两次世界大战）？电视
导致了开膛手杰克将受害者折磨致死吗？当然没有，因为那时电视还
不存在。在 1988 年进行的对电视在儿童和青少年中所产生影响的权
威研究中，利伯特和斯普拉夫金指出，在儿童的越轨行为和观看暴力
节目之间确实有微弱的联系；但是，他们也表明，电视只是促成这种
日渐增多的行为模式的一个因素而已，而并非造成这种现象的原因，
其产生的效果也非常短暂。孩子越轨行为的产生并没有单一的原因。
也许这样说会更准确：我们文化中的普遍做法和行为模式在电视文本
中得到了反映。社会文本是人为的，因此，它们反映了人们的所思
所想。

在 20 世纪 20 年代，人类学家玛格丽特·米德就感觉到一个新的
神话正在北美形成。她的观点是：青春期实际上是狂飙突进的时期，
这段时期的特点是青少年通过跟从一位自己选择的领导者，公开展示
对任何权威的反抗，来战胜自我及对孤独的恐惧，这种把青春期看做
是狂飙突进期的看法是特定文化的产物。她在萨摩亚岛对当地人的研
究表明，在这个社会中，生理青春期是人们进入社会主流的标志，而
不是一个被延缓且需要心理调节的时期。米德这样描述：萨摩亚岛上
女孩的成长是自然的，没有外界干扰。女孩通过在成人行为中帮忙打
下手来承担新的社会角色——照顾孩子、捕鱼、打扫房子、参加舞蹈
和仪式。青春期的男孩女孩可以自由求偶，没有任何羞耻感或罪恶感
的暗示。米德（1939：157）这样描述萨摩亚的青少年：

> 青春期不是危机或不安的阶段，而是一系列缓慢成熟的兴趣和行
> 为有序发展的过程。女孩的思想不会被纷争所困扰，不会被哲学问题
> 所迷惑，不会被野心冲昏头脑。作为一个女孩，与尽可能多的情人尽
> 可能长久地相处，然后在自己的村庄结婚，邻近自己的亲戚，生很多
> 孩子，这就是她们的梦想。

这些描述在考尔菲尔德的道德义愤和 20 世纪 50 年代的青少年亚

文化形成之前就已经出现。我们可能要问，米德会就当今的后现代青年以及关于青年人的神话说些什么呢？在萨摩亚岛，人们对身体形象、性别和身份并不在意。因此，抽烟仪式、聚会、外出闲逛以及其他西方青少年所表现出的特征，在二三十年代的萨摩亚文化中根本就不会出现。

关于青春期最为广泛和深入的假设是什么？首先，那就是有人相信青春期是必然要出现的。但如前所论，米德已经指出了这种假设并不能成立。

其次，人们普遍认为，青少年知道了太多关于性的事。除了媒体上明显出现的性行为，青少年对性的知识可谓少之又少。他们所了解的内容大都是从同龄人那里得来的。我所做的录音反映了，无论是男孩还是女孩，都是用他们自己的方式，去相互"教导"对方，谈论性的诱惑和快乐。青少年并不是从媒体那里获得性的观念，恰恰是同龄人之间形成的关于性的符号表现体系，既"构成"又"教育"了他们。

第三个普遍假设是，青少年是理想主义的，是考尔菲尔德似的梦想家。但我在过去 10 年的实地调查过程中发现，对乌托邦的追求从来就不是青少年的首要梦想。当代青少年希望得到圈子的保护，他们不会追寻通向智慧与知识的悉达多之路。不过，圈子的保护功能现在也包含着风险。因为圈子是基于"人人为我，我为人人"这样的理念的，因此对圈子的遵从经常会退化为一种暴力的暴民统治，就像很多鸟类会统一行动来攻击它们的猎物一样。这些物种在攻击其受害者的时候所产生的兴奋感是可以传染的。尽管猎物逃脱了，但攻击一方的成员是如此兴奋，以至于"他们还会蜂拥一团很长一段时间，就好像必须要等很长时间过去后，他们才能恢复平静"。在过去几年中我见识了好几场青少年圈子中的群体暴力和帮派斗争，这让我甚为不安。群聚和联合攻击等行为，都是动物界的普遍行为——黄鼠会不时地对蛇进行群攻；海鸟会群攻狐狸；猩猩则会聚集在一起，攻击豹子等等。但这些动物这么做的时候只有一个目的——求生。动物界的暴力从不会是无缘无故的。但正如 20 多年前的电影《发条橙》所深刻描述的那样，青少年圈子的暴力是随性的、无理智的。

尽管有这些扭曲的行为倾向，但我也注意到它们并不会长久，尤其当这些青少年圈子的发展超越了邓菲所说的第二和第三阶，且其异性恋倾向越来越强的时候，便更不会长久。青少年并不总是与同龄人混在一起，他们也没有完全远离自己的家庭。事实上，圈子内部的成员经常会发生冲突。这种圈子内的冲突的强度相当令人吃惊。很明显，成员对其圈子的感情依恋可以很快、很剧烈地转变为它的对立面。

后现代青少年的世界：
《麦田里的守望者》还是《发条橙》？

霍尔顿·考尔菲尔德是最早出现的虚构的青少年原型之一。另外还有作者绘声绘色描述的阿克利和斯特拉德莱塔。霍尔顿对社会的控诉是强烈的。但是与库勃里克 1971 年的电影经典《发条橙》中亚历克斯对世界秩序的暴力反抗相比，霍尔顿的抗拒就稍显苍白了。

电影的背景是在不久的将来的英国。一个青少年罪犯，亚历克斯以一种恣意妄为和鲁莽的方式像以往那样犯下罪行，并因谋杀而被捕入狱。接下来，他自愿参加一种实验性的电休克疗法，这使他对此前的生活感到恶心难耐。作家亚历山大先生曾是亚历克斯的受害者，他设计报复亚历克斯。具有讽刺意味的是，他希望用贝多芬的第九交响曲促使亚历克斯自杀。但媒体却支持亚历克斯，不久他就获释并恢复了健康。

电影以典型的后现代风格结尾，没有确定的结论。但那个由一个青少年所制造的无理智的、无目的的暴力场景却有着深刻的警示意义。亚历克斯是施行无目的残忍行为的青少年的典型，他被困在让人厌倦、毫无生气的环境之中。其唯一出路就是使用胁迫和身体暴行。他是一个定时炸弹，随时都可能爆炸。亚历克斯，就像霍尔顿一样，感受到了一种变革——其实是"拯救"——世界的强烈而紧迫的需要。但与霍尔顿不同，他采用的方式是伤害身体。亚历克斯眼中的愤怒就是当代街头罪犯愤怒的写照。

　　问题出在哪里？我们生活在《麦田里的守望者》和《发条橙》所描述的世界中吗？霍尔顿和亚历克斯真的有所不同吗？霍尔顿的控诉是中产阶级学生的控诉，而亚历克斯的控诉则代表了街头帮派的领袖的控诉。然而，两者都想要"改变世界。"

　　科尔伯格对青少年道德思想发展的研究对我们很有借鉴意义。从其著作中可看出，个体可以通过三个层面来解决道德困境问题。在前惯例（preconventional）层面，个体可以借助文化中的对错标准去判断外在的、客观的困境——"他或她该这么做吗?"——而无需分析事件本身的意义。在惯例（conventional）层面，个体通过权衡群体的期望和标准，以解决困境。他或她可以遵从这些标准，然后主动将它们应用到问题的解决过程中。在后惯例（postconventional）层面，群体在解决道德层面的问题时，不再处于首要地位。个体不再顾及群体的成员身份，他或她要确立自己的价值。

　　科尔伯格发现，从 13 岁到 20 岁的青少年一般都是从惯例层面去考虑道德问题。如果科尔伯格是对的话，那霍尔顿就是个例外，因为他对同龄人的思想极端鄙视。另一方面，亚历克斯是一个团体领袖，可以轻而易举地劝服别人"加入他"，并对他言听计从。他是那个决定街头惯例道德的人。正如科尔伯格所指出的，北美青少年事实上正处于一个充满悖论的时代，既要确立道德模式，同时又要不断挑战道德模式。

　　谁会成功地改变世界秩序，霍尔顿还是亚历克斯？在我看来，答案无关紧要。因为，首先改变世界秩序意味着取消青春期这个范畴本身。而这在我看来，就成了一项艰巨的任务，不仅因为可能会引起极其严峻的经济影响，更因为青春期这一范畴有控制着认知和行为的能力。另外，如前所述，青年人与成人的差别正日益模糊。如 M. 斯特恩和 J. 斯特恩所说，电影《忍者神龟》及其相关产品（漫画、玩具等）的巨大商业成功只能解释为一种首先针对家长，接着才是他们的孩子的市场策略的成功：

　　从一开始，这些乌龟的设计在某些层面是针对成年人的，或起码是面向青少年，并非儿童市场。这在年轻人中的巨大成功很好地说明了，流行文化是如何有效地模糊成人与儿童之间的界线的。就好像很多现代成年人迷恋摇滚乐、T 恤衫、漫画书以及动画片中的英雄如蝙蝠侠、超人和至尊神探等等（人们一度认为这些都是小孩子的玩意儿）。毫无疑问：忍者神龟是小孩子的玩意儿；但是儿童已不再像以前那样稚气了，而成年人也不希望那样成熟了。

正如小说家道格拉斯·库普朗在他的小说《X 世代》（1991）中所描写那样，今天，很多没有自我认同、缺少目标的青年人无处可去，无事可做。他们觉得自己生活在一个毫无意义的社会中，这个社会威胁不断：艾滋、虐待儿童、家庭暴力、强奸、癌症、离婚、失业以及对工作的不满。正如《X 世代》的叙事者所说："我们生活在边缘，可怜分分；我们被边缘化，很多事情我们都不想掺和。"

也许后现代青少年的问题就在这里——他或她常常是我们这个时代到处蔓延的虚无主义和"街头危险"的牺牲品。在我对青少年进行符号学研究的 10 年中，我不得不去思考这些问题。家长们总是告诉我，在家里他们就像囚犯一样，是自己孩子的奴隶，但即便如此，他们也不愿让自己的孩子去街头鬼混，因为街上更加危险。他们的担心也不无道理：自 1950 年以来，青少年的自杀率就翻了两倍；每年都有 100 万的青少年离家出走；1950 年以来，青少年的杀人率上升了232％；每年都有 100 万少女怀孕；药物滥用的比率在过去 10 年也翻了一倍；20％的青少年都有酒瘾（Grossberg 1992：187）。

一位苦恼的家长在与女儿争吵之后曾向我提出一个问题，现在我就试着回答这个问题，以此作为本书的结尾。他问道："我到底要怎么做才能改变现状？"他的问题事实上就包含了答案。如果世界必须要改变的话，其过程必须是"自上而下的"。正如格罗斯伯格所观察的："生于婴儿潮的这一代不会让青春逝去……他们有属于他们自己的'青春'。"在我看来，扭着"青春"不放是不明智的。

但也许改变的过程已然开始。报纸和杂志都陆续登出文章，开始质疑将高中环境当做青少年社会化之场所的所谓明智观念，质疑那种倾向于不断向青少年"赋权"的所谓智慧。"激励"而不是"赋权"慢慢成为媒体的战斗口号。但是，在改变世界方面，我们到底能够取得多大的成功还有待观察。像我一样，任何一位研究青春期的学者很快就会发现，这是一项把改变、试验与生活（首先是成长）来进行比较的研究。我们可看到对青年人的否定性认识是由来已久的。在公元前8世纪，赫西奥德就看到，如果将传统交由"今天轻率的年轻人来保管，而所有的年轻人肯定都是鲁莽的"，那社会便没有希望了。因此，从某种意义来说，今天我们对青少年的态度与以前并没有太大的不同。

青春期是一种符号象征。改变符号象征也就改变了思维定式。我同意格雷丝和赫金杰的观点，他们在1963年就认识到这种符号象征可能导致的危险："美国文明容易对青少年阶段持一种望而生畏的态度，以至于美国可能面临着变成一个青少年社会的危险，到处都是青少年的标准，这些标准弥漫在思想、文化和目标等诸多方面。结果就是，美国社会正在变'小'而不是变成熟。"

文化的年轻化是青春期在20世纪40年中的存在所带来的必然结果。它的表现有目共睹。摇滚乐已经成为整个社会特有的主要娱乐形式；电影和电视节目的风格与内容深刻地影响了青春期的观念；各种各样青少年文化的时尚迅速变为主流文化的时尚。但也有迹象表明，事情会有所改变。今天的青少年被多尔蒂（1988：237）巧妙地称作"一个不幸迷路的孩子，而非坚强的要逃离限制的反叛者"。诸如《星球大战》、《功夫小子》及其他电影都已经明确地预示，儿童和青少年需要寻找年长的良师益友，需要他们的指导、训练、管制和激励，让他们能够产生那些超越物质主义和享乐主义的理想。这个被延长的青春期，自从50年代以来就一直困扰着西方社会，并且抑制了成熟社会的发展，现在，它可能要自我终结了。

参考书目

Adelman, C. (1976). 'The Language of Teenage Groups. ' In *They Don't Speak Our Language*, ed. S. Rogers, 80—105. London: Edward Arnold.

Aitken, P. P. (1980). 'Peer Pressure, Parental Controls and Cigarette Smoking among 10 to 14 Years Olds. ' *British Journal of Social and Clinical Psychology* 19: 141—6.

Anderson, W. T. (1992). *Reality Isn't What It Used to Be*. San Francisco: Harper Collins.

Andersson, L. , and P. Trudgill. (1990). *Bad Language*. London: Blackwell.

Austin, J. L. (1962). *How to Do Things with Words*. Cambridge, Mass: Harvard University Press.

Ausubel, D. , R. Montemayor, and P. Svajian. (1977). *Theory of Problems of Adolescent Development*. New York: Grune & Stratton.

Bandura, A. , and R. H. Walters. (1959). *Adolescent Aggression*. New York: Ronald Press.

Baric, L. , C. MacArthur, and C. Fischer. (1976). 'Norms, Attitudes, and Smoking Behaviour amongst Manchester Students. ' *Health Education Journal* 35: 142—50.

Barreca, R. (1991). *They Used to Call Me Snow White... But I Drifted: Women's Strategic Use of Humor*. Harmondsworth, Eng. : Penguin.

Barthes, R. (1957). *Mythologies*. Paris: Seuil.

Baruch, D. W. (1953). *How to Live with Your Teenager*. New York: McGraw-Hill.

Bauman, Z. (1992). *Intimations of Postmodernity*. London : Routledge.

Berger, A. A. (1984). *Signs in Contemporary Culture: An Introduction to Semiotics*. Salem: Sheffield.

Bergin, T. G. , and M. Fisch. (1984). *The New Science of Giambattista Vico*. Ithaca, NY: Cornell University Press.

Britton, J. (1970). *Language and Learning*. Harmondsworth, Eng. : Penguin.

Bruch, H. (1978). *The Golden Cage: The Enigma of Anorexia Nervosa*. Cambridge, Mass. : Harvard University Press.

Brumberg, J. J. (1988). *Fasting Girls: The Emergence of Anorexia Nervosa as a Modern Disease*. Cambridge, Mass. : Harvard University Press.

Bruner, J. S. (1986). *Actual Minds, Possible World*. Cambridge, Mass. : Harvard University Press.

— (1990). *Acts of Meaning*. Cambridge, Mass. : Harvard University Press.

Bühler, K. (1934). *Sprachtheorie: Die Darstellungsfunktion der Sprache*. Jena: Fischer.

Buis, J. M. and D. N. Thompson. (1989). 'Imaginary Audience and Personal Fable: A Brief Review.' *Adolescence* 24: 773—81.

Burke, D. (1991). *Street Talk*—1. Los Angeles: Optima.

— (1992). *Street Talk*—2. Los Angeles: Optima.

Cameron, D. (1992). 'Naming of Parts: Gender, Culture, and Terms for the Penis among American College Students.' *American Speech* 67: 367—82.

Chassin, B. , E. H. Roosmalen, and S. A. McDaniel. (1992). 'Adolescent Smoking Intentions: Gender Differences in Peer Context.' *Adolescence* 27: 87—105.

Coleman, J. C. , and L. Hendry. (1990). *The Nature of Adolescence*. London: Routledge.

Cooper, D. , and L. Anerson-Inman. (1988). 'Language and Socialization.' In *Later Language Development*, ed. M. Nippold, 225 — 45. Boston: Little, Brown.

Coupland, D. (1991). *Generation X*. New York: St Martin's.

Crook. M. (1991). *The Body Image Trap*. Vancouver: Self-Counsel Press.

Danesi, M. (1988). 'Pubilect: Observations on North American Teenager Talk.' In *The Fourteenth LACUS Forum*, ed. S. Embleton, 433—41. Lake Bluff, Ill. : LACUS.

— (1989a). 'Adolescent Language as Affectively Coded Behavior: Findings of an Observational Research Project.' *Adolescence* 24: 311—20.

— (1989b). 'The Role of Metaphor in Cognition.' *Semiotica* 77: 521—31.

— (1993). 'Smoking Behavior in Adolescence as Signifying Osmosis.' *Semiotica* 96: 53—69.

Dawkins, R. (1976). *The Selfish Gene*. Oxford: Oxford University Press.

— (1987). *The Blind Watchmaker*. Harlow: Longmans.

De Paoli, M. (1988). *Il Linguaggio del rock Italiano*. Ravenna: Longo.

Desjarlais, L. , and J. Rachauskas. (1986). *Adolescent Development*. Toronto：Ontario Ministry of Education.

Di Pietro, R. J. (1973). Review of *Giambattista Vico：An International Symposium*, ed. G. Tagliacozzo and H. V. White, *Foundations of Language* 9：410—21.

— (1987). *Strategic Interaction*. Cambridge：Cambridge University Press.

Doherty, T. (1988). *Teenagers and Teenpics*. London：Unwin Hyman.

Duncan, B. (1988). *Mass Media and Popular Culture*. Harcourt Brace Jovanovich.

Dunphy, D. C. (1963). 'The Social Structure of Urban Adolescent Peer Group. ' *Sociometry* 26：230—46.

Eble, C. C. (1989). *College Slang 101* . Georgetown：Spectacle Lane Press.

Eckert, P. (1988). 'Adolescent Social Structure and the Spread of Linguistic Change. ' *Language in Society* 17：183—207.

Eder, D. (1990). 'Serious and Playful Disputes：Variation on Conflict Talk Among Female Adolescents. ' In *Conflict Talk* , ed. D. Grimshaw, 67—84. Cambridge：Cambridge University Press.

Eicher, J. B. (1991). 'Adolescent Dress：A Qualitative Study of Suburban High School Students. ' *Adolescence* 26：680—6.

Ekman, P. (1982). 'Methods for Measuring Facial Action. ' In *Handbook of Methods in Nonverbal Behavior* , ed. K. R. Scherer and P. Ekman, 45—90. Cambridge：Cambridge University Press.

Elkind, D. (1967). 'Egocentrism in Adolescence. ' *Child Development* 38：1025—34.

— (1971). *A Sympathetic Understanding of the Child Six to Sixteen*. Boston：Allyn and Bacon.

— (1984). *All Grown Up and No Place to Go*. Reading, Addison-Wesley.

— (1988). *The Hurried Child：Growing Up Too Fast Too Soon*. Reading, Mass. ：Addison-Wesley.

Engen, T. (1982). *The Perception of Odours*. New York：Academic.

Erikson, E. H. (1950). *Childhood and Society*. New York：Norton.

— (1968). *Identity：Youth and Crisis*. New York：Norton.

Esman, A. H. (1990). *Adolescence and Culture*. New York：Columbia University Press.

Ewen, S. (1988). *All Consuming Images*. New York：Basic.

Firth, J. R. (1951). *Papers in Linguistics, 1934—1951*. Oxford: Oxford University Press.

Fisher, H. E. (1992). *Anatomy of Love*. New York: Norton.

Flay, B. R., J. R. D'Avernas, J. A. Best, M. Kersell, and K. Ryan. (1982). 'Why Young People Smoke and Ways of Preventing Them.' In *Pediartic and Adolescent Behavioral Medicine*, ed. P. Firestone and P. McGrath, 34—53. New York: Springer.

Friedman, L. S., E. Lichtenstein, and A. Biglan. (1985). 'Smoking Onset among Teens: An Empirical Analysis of Initial Situations.' *Addictive Behaviors* 10: 1 —13.

Gardner, H. (1982). *Developmental Psychology*. Boston: Little, Brown.

Gendlin, E. T. (1991). 'Thinking beyond Patterns: Body, Language, Situations.' In *The Presence of Feeling in Thought*, ed. B. den Ouden and M. Moen, 22—152. New York: Peter Lang.

Glass, L. (1992). *He Says, She Says: Closing the Communication Gap between the Sexes*. New York: G. P. Putnam's Sons.

Goffman, E. (1959). *The Presentation of Self in Everyday Life*. Garden City, New Jersey: Doubleday.

— (1978). 'Response Cries.' *Language* 54: 787—815.

Goodwin, A. (1992). *Dancing in the Distraction Factory: Music Television and Popular Culture*. Minneapolis: University of Minnesota Press.

Goodwin, C. and A. Duranti. (1992). 'Rethinking Context: An Introduction.' In *Rethinking Context: Language as an Interactive Phenomenon*, ed. A. Duranti and C. Goodwin, 1—13. Cambridge: Cambridge University Press.

Goodwin, C. and M. H. Goodwin. (1992). 'Assessments and the Construction of Context.' In *Rethinking Context: Language as an Interactive Phenomenon*, ed. A. Duranti and C. Goodwin, 34—45. Cambridge University Press.

Gould, S. J. (1977). *Ontogeny and Phylogeny*. Cambridge: Harvard University Press.

Green, D. E. (1979). *Teenage Smoking: Immediate and Long Term Patterns*. Washington, DC: Department of Health, Education, and Welfare.

Greenwald, T. (1992). *Rock & Roll*. New York: Friedman.

Grossberg, L. (1992). *We Gotta Get Out of This Place: Popular Conservatism and Postmodern Culture*. London: Routledge.

115

Gusdorf, G. (1965). *Speaking*. Evanston, Ill.：Northwestern University Press.

Hall, E. T. (1966). *The Hidden Dimension*. New York：Doubleday.

Hall, R. A. (1963). *Idealism in Romance Linguistics*. Cornell University.

Hall, S. G. (1904). *Adolescence*. New York：Appleton-Century-Crofts.

Halliday, M. A. K. (1975). *Learning How to Mean：Explorations in the Development of Language*. London：Arnold.

— (1985). *Introduction to Functional Grammar*. London：Arnold.

Hebdige, D. (1979). *Subculture：The meaning of Style*. London：Routledge.

Hechinger, G., and F. M. Hechinger. (1963). *The Teen-age Tyranny*. New York：Morrow.

Hodge, R., and G. Kress. (1988). *Social Semiotics*. Cornell University Press.

Hoffman, R. R. (1983). 'Recent Research on Metaphor.' *Semiotic Inquiry* 3：35—61.

Hollander, A. (1988). *Seeing through Clothes*. Harmondsworth, Eng.：Penguin.

Hudson, R. (1984). *Invitation to Linguistics*. Oxford：Robinson.

Hughes, G. (1990). *Swearing*. London：Blackwell.

Hutchison, M. (1990). *The Anatomy of Sex and Power：An Investigation of Mind-Body Politics*. New York：Morrow.

Hymes, D. (1972). 'Models in the Interaction of Language and Social Life.' In *Directions in Sociolinguistics：The Ethnography of Communication*, ed. J. Gumperz and D. Hymes, 45—59. New York：Holt, Rinehart & Winston.

Immelmann, K., and C. Beer. (1989). *A Dictionary of Ethology*. Cambridge, Mass.：Harvard University Press.

Jackson, L. A. (1992). *Physical Appearance and Gender：Sociobiological and Sociocultural Perspectives*. Albany：State University of New York Press.

Jakobson, R. (1960). 'Linguistics and Poetics.' In *Style and Language*, ed. T. Sebeok, 34—59. Cambridge, Mass.：MIT Press.

Jenni, M. A. (1976). 'Sex Differences in Carrying Behavior.' *Perceptual and Motor Skills* 43：323—30.

Johnson, M. (1987). *The Body in the Mind：The Bodily Basis of Meaning, Imagination and Reason*. Chicago：University of Chicago Press.

— (1991). 'The Emergence of Meaning in Bodily Experience.' In *The Presence of Feeling in Thought*. ed. B. den Ouden and M. Moen, 153—67. New York：Peter Lang.

Joos, M. (1967). *The Five Clocks*. New York: Harcourt, Brace and World.

Jung, C. G. (1921). *Psychological Types*. New York: Harcourt.

Kannas, L. (1985). 'The Image of Smoking and Non-smoking Yong Persons.' *Health Education Journal* 44: 26—30.

Keesing, R. M. (1981). *Cultural Anthropology*. Holt, Rinehart and Winston.

Key, W. B. (1989). *The Age of Manipulation*. New York: Henry Holt.

Klapp, O. E. (1969). *The Collective Search for Identity*. Holt, Rinehart and Winston.

Kniskern, J., A. Biglan, E. Lichtenstein, D. Ary, and L. Bavry. (1983). 'Peer Modeling Effects in the Smoking Behavior of Teenagers.' *Addictive Behaviors* 8: 129—32.

Kohlberg, L. (1969). 'Stage and Sequence: The Cognitive-Developmental Approach to Socialization.' In *Handbook of Socialization Theory and Research*, ed. D. A. Goslin, 345—87. New York: Rand McNally.

— (1978). 'Form Is to Ought: How to Commit the Naturalistic Fallacy and Get away with it in the Study of Moral Development.' In *Cognitive Development and Epistemology*, ed. T. Mischel, 83—8. San Francisco: Jossey-Bass.

Kövecses, Z. (1986). *Metaphors of Anger, Pride, and Love: A Lexical Approach to the Structure of Concepts*. Amsterdam: Benjamins.

— (1988). *The Language of Love: The Semantics of Passion in Conversational English*. London: Associated University Presses.

— (1990). *Emotion Concepts*. New York: Springer.

Krosnick, J. A., and C. M. Judd. (1982). 'Transitions in Social Influence of Adolescence: Who Induces Cigarette Smoking?' *Developmental Psychology* 18: 359—68.

Labov, T. (1992). 'Social Language Boundaries among Adolescents.' *American Speech* 67: 339—66.

Labov, W. (1972). *Language in the Inner City*. Philadelphia: University of Pennsylvania Press.

— (1982). 'Social Structure and Peer Terminology in a Black Adolescent Gang.' *Language in Society* 11: 391—413.

Lakoff, G. (1987). *Women, Fire, and Dangerous Things: What Categories Reveal about the Mind*. Chicago: University of Chicago Press.

Lakoff, G., and M. Johnson. (1980). *Metaphors We Live By*. Chicago: University of Chicago Press.

Landau, T. (1989). *About Faces: The Evolution of the Human Face*. Anchor.

Landis, P. (1955). *Understanding Teenagers*. New York: Appleton-Century-Crofts.

Langer, S. K. (1948). *Philosophy in a New Key*. New York: Mentor Books.

Lenski, G. E. (1966). *Power and Privilege: A Theory of Social Stratification*. New York: McGraw-Hill.

Leona, M. H. (1978). 'An Examination of Adolescent Clique Language in a Suburban Secondary School.' *Adolescence* 13: 495—502.

Liebert, R. M. and J. M. Sprafkin. (1988). *The Early Window: Effects of Television on Children and Youth*. New York: Pergamon.

Lynd, R. S. and H. M. Lynd. (1929). *Middletown: A Study in Modern American Culture*. New York: Harcourt, Brace and World.

Malinowski, B. (1923). 'The Problem of Meaning in Primitive Languages.' In *The Meaning of Meaning*, ed. C. K. Ogden and I. A. Richards, 231—45. New York: Harcourt, Brace and World.

Maltz, D., and R. Borker. (1982). 'A Cultural Approach to Male-Female Communication.' In *Language and Social Identity*, ed. J. Gumperz, 196—216. Cambridge: Cambridge University Press.

Manley, R. S. (1989). 'Anorexia and Bulimia Nervosa: Psychological Features, Assessment, and Treatment.' B. C. *Medical Journal* 31: 151—4.

Marshall, P. (1992). *Now I Know Why Tigers Eat Their Young: How to Survive Your Teenagers with Humour*. Vancouver: Whitecap Books.

McDonald, G. W. (1977). 'Parental Identification by the Adolescent: Social Power Approach.' *Journal of Marriage and the Family* 39: 705—19.

McLuhan, M. (1962). *The Gutenberg Galaxy*. University of Toronto Press.

— (1964). *Understanding Media*. London: Routledge & Kegan Paul.

Mead, M. (1939). *From the South Seas: Studies of Adolescence and Sex in Primitive Societies*. New York: Morrow.

— (1950). *Coming of Age in Samoa*. New York: New American Library.

Meyer-Eppler, W. (1959). *Grundlagen und Anwendungen der Informationstheorie*. Berlin: Springer Verlag.

Milner, R. (1990). *The Encyclopedia of Evolution: Humanity's Search for Its Origins*. New York: Facts on File.

118

Milroy, L. (1980). *Language and Social Networks*. Oxford: Blackwell.

Money, J. (1986). *Lovemaps: Clinical Concepts of Sexual/Erotic Health and Pathology, Paraphilia, and Gender Identity from Conception to Maturity*. Baltimore: Johns Hopkins.

Morris, D. (1990). *Animalwatching*. London: Jonathan Cape.

Munro, P. (1989). *Slang U*. New York: Harmony.

Nippold, M. A., ed. (1988). *Later Language Development: Ages Nine through Nineteen*. Boston: Little, Brown.

Nuessel, F. (1991). 'Metaphor and Cognition: A Survey of Recent Publications.' *Journal of Literary Semantics* 20: 37—52.

Ogden, C. K. and I. A. Richards. (1923). *The Meaning of Meaning*. London: Routledge and Kegan Paul.

Okun, M. A. and J. H. Sasfy. (1977). 'Adolescence, the Self-Concept, and Formal Operations.' *Adolescence* 12: 373—9.

Osgood, C. E., G. J. Suci, and P. H. Tannenbaum. (1957). *The Measurement of Meaning*. Urbana: University of Illinois Press.

Pederson, L. L., and N. M. Lefcoe. (1985). 'Cross-sectional Analysis of Variables Related to Cigarette Smoking in Late Adolescence.' *Journal of Drug Education* 13: 305—12.

Peirce, C. S. (1958). *Collected Papers of Charles S. Peirce*. Ed. C. Hartshorne and Paul Weiss. Vol. 1. Cambridge, Mass.: Harvard University Press, 1931—58.

Perry, C. L., J. Killen, L. A. Slinkard, and A. L. McAllister. (1980). 'Peer Teaching and Smoking Prevention among Junior High Students.' *Adolescence* 15: 277—81.

Piaget, J. (1969). *The Child's Conception of the World*. Totowa, NJ: Littlefield, Adams & Co.

Piaget, J., and J. Inhelder. (1969). *The Psychology of the Child*. Basic Books.

Pollio, H., J. Barlow, H. Fine, and M. Pollio. (1977). *The Poetics of Growth: Figurative Language in Psychology, Psychotherapy, and Education*. Hillsdale, NJ: Lawrence Erhbaum Associates.

Rector, M. (1975). *A lenguagem de inventude*. Petrópolis, Brazil: Editora Vozes.

Reek, J. van, M. Drop, and J. Joosten. (1987). 'The Influence of Peers and Parents on the Smoking Behavior of Schoolchildren.' *Journal of School Health* 57:

30—1.

Rice, J. P. (1990). *The Adolescent*. Boston: Allyn and Bacon.

Rizzi, E. (1985). 'Note sul linguaggio dei giovani studenti Bolognesi.' *Rivista Italiana di Dialettologia* 9: 89—102.

Romaine, S. (1984). *The Language of Children and Adolescence*. Oxford: Blackwell.

Ruesch, J. (1972). *Semiotic Approaches to Human Relations*. Mouton.

Salinger, J. D. (1951). *The Catcher in the Rye*. Boston: Little, Brown.

— (1953). *Nine Stories*. Boston: Little, Brown.

— (1961). *Franny and Zooey*. Boston: Little, Brown.

— (1963). *Raise High the Roof Beam, Carpenters*. Boston: Little, Brown.

— (1963). *Seymour: An Introduction*. Boston: Little, Brown.

Saussure, F. de (1916). *Cours de Linguistique générale*. Paris: Payot.

Schank, R. (1984). *The Cognitive Computer*. Reading, Mass. : Addison-Wesley.

Searle, J. R. (1969). *Speech Acts: An Essay in the Philosophy of Language*.

— (1976). 'A Classification of Illocutionary Acts.' *Language in Society* 5: 1—23.

— (1992). *The Rediscovery of the Mind*. Cambridge, Mass. : MIT Press.

Sebeok, T. A. (1989). 'Fetish.' *American Journal of Semiotics* 6: 51—65.

Shahar, S. (1992). *Childhood in the Middle Ages*. London: Routledge.

Shapiro, T. (1985). 'Adolescent Language: Its Use for Diagnosis, Group Identity, Values, and Treatment.' *Adolescent Psychiatry* 12: 297—311.

Skinner, W. F. , J. L. Massey, M. Krohn, and R. Lauer. (1985). 'Social Influences and Constraints on the Initiation and Cessation of Adolescent Tobacco Use.' *Journal of Behavioral Medicine* 8: 353—76.

Slossberg Anderson, E. (1992). *Speaking with Style*. London: Routledge.

Solomon, J. (1988). *The Signs of Our Time*. Los Angeles: Jeremy P. Tarcher.

Steinberg, L. (1987). 'Bound to Bicker.' *Psychology Today* 21: 36—9.

Stern J. , and M. Stern. (1992). *Encyclopedia of Pop Culture*. New York: Harper.

Strasburger, V. (1993). *Getting Your Kids to Say 'No' in the 90s When You Said 'Yes' in the Sixties*. New York: Fireside.

Tannen, D. (1990). *You Just Don't Understand: Women and Men in Conversation*. New York: Ballantine.

Thorne, T. (1990). *Dictionary of Contemporary Slang*. London: Bloomsbury.

Titone, R. (1977). 'A Humanistic Approach to Language Behaviour and Language Learning.' *Canadian Modern Language Review* 33: 309—17.

Vestergaard, T., and K. SchrØder. (1985). *The Language of Advertising*. London: Blackwell.

Vine, J. (1970). 'Communication by Facial-Visual Signals.' In *Social Behavior in Birds and Mammals*, ed. J. H. Crook, 279—354. New York: Academic.

Vygotsky, L. S. (1961). *Thought and Language*. MIT Press.

— (1984). *Problems of General Psychology*, *Vol. 2 of Vygotsky's Collected Works*. Ed. and trans. R. Rieber and A. Carton. Cambridge, Mass.: Harvard University Press.

Wallbott, H. G. (1979). 'Gesichtsausdruck: Einführung.' In *Nonverbale Kommunikation*, ed. K. R. Scherer and H. G. Wallbott. 34—45, Weinheim: Beltz.

Whiteley, S. (1992). *The Space Between the Notes: Rock and the Counter-Culture*. Lonon: Routledge.

Wicke, P. (1987), *Rock Music: Culture, Aesthetics and Sociology*. Cambridge: Cambridge University Press.

Wittgenstein, L. (1922). *Tractaus Logico-Philosophicus*. London: Routledge and Kegan Paul.

Yates, A. (1989). 'Current Perspectives on the Eating Disorders: I. History, Psychological, and Biological Aspects.' *Journal of the American Academy of Child Adolescent Psychiatry* 28: 813—28.

— (1990). 'Current Perspectives on the Eating Disorders: II. Treatment, Outcome and Reasearch Directions.' *Journal of the American Academy of Child Adolescent Psychiatry* 29: 1—9.

121

译后小记

  2009 年春，四川大学文学与新闻院赵毅衡教授应邀来中国青年政治学院中文系演讲，不经意间了解到我系青年教师正在筹划国外青年文化研究成果的译介工作，很快就向我们推荐了这本研究青年文化的符号学著作。

  感谢赵老师对我们的信任，使我们有机会可以翻译这本精炼而有趣味的小书。本书中文版序言、前言、第一章、第二章由中国青年政治学院中文系副教授孟登迎译出，第三章、第四章、第五章由北京语言文化大学博士研究生王行坤初译，全书由孟登迎校定。另外，首都师范大学文学院研究生徐笑笑对第一章的翻译也有不小的贡献。

  此书包括诸多社会学术语，译者们均非社会学训练出身，尽管做了最大的努力，想必还会有一些差失。真诚希望各位方家不吝指正。

孟登迎

2010 年 11 月

于北京新风街寓所